Krankenpfleger

in der Neurologie

Der vollständige Leitfaden

ALEXANDRE CAREWELL

Inhaltsverzeichnis

« Jede Handlung, jede Bewegung, selbst die einfachste Überlegung ist ein Wunder an sich. Sie ist das Ergebnis einer außergewöhnlichen Synchronisation von Milliarden von Neuronen. »

Kapitel 1

EINFÜHRUNG IN DIE NEUROLOGIE

Kurze Geschichte der Neurologie

Die Neurologie, diese faszinierende medizinische Disziplin, die sich mit dem Studium des Nervensystems befasst, hat einen langen und komplexen Weg durch die Zeit zurückgelegt, um zu unserem heutigen Verständnis der Geheimnisse des Gehirns und der Nerven zu gelangen. Lassen Sie uns gemeinsam in diese Geschichte eintauchen, die weit mehr als nur eine Chronologie von Ereignissen ist, da sie die Entwicklung unseres Verständnisses von uns selbst widerspiegelt.

In der Antike legten die ägyptischen, griechischen und römischen Zivilisationen den Grundstein für das, was später zur Neurologie werden sollte. Die Ägypter verfügten beispielsweise bereits über fortgeschrittene anatomische Kenntnisse, wie der berühmte Papyrus von Edwin Smith beweist, der Beobachtungen von traumatischen Hirnverletzungen erwähnt. Es war jedoch Hippokrates, der Vater der Medizin, der im 5. Jahrhundert v. Chr. behauptete, dass das Gehirn und nicht das Herz der Sitz unserer Emotionen und Gedanken ist. Eine revolutionäre Idee für die damalige Zeit!

Im Laufe der Jahrhunderte, mit dem Aufkommen der Renaissance, wurde das Studium des Nervensystems dank Pionieren wie Leonardo da Vinci, der detaillierte Skizzen des menschlichen Gehirns anfertigte, immer weiter verfeinert. Jahrhundert mit der Arbeit von Thomas Willis, der oft als "Vater der Neurologie" bezeichnet wird, kam die Disziplin jedoch erst richtig in Schwung. Willis identifizierte und benannte nicht nur mehrere Gehirnstrukturen, sondern legte auch den Grundstein für einen klinischen Ansatz bei neurologischen Untersuchungen.

Das moderne Zeitalter der Neurologie begann im 19. Jahrhundert, einer Zeit der wissenschaftlichen

Begeisterung, in der Technologie und Neugierde zusammenkamen, um die Geheimnisse des Gehirns zu enthüllen. Ikonen wie Jean-Martin Charcot und Sir William Gowers definierten nicht nur viele der neurologischen Krankheiten, die wir heute kennen, sondern legten auch den Grundstein für die klinischen und diagnostischen Prinzipien der modernen Neurologie.

Mit dem 20. Jahrhundert kam eine Revolution im Verständnis und in der Behandlung neurologischer Erkrankungen. Die Entdeckung der Elektroenzephalographie, die Einführung der Magnetresonanztomographie (MRT) und die Fortschritte in der Genetik haben neue Einblicke in die Funktion und Fehlfunktionen des Nervensystems eröffnet.

Die Neurologie befindet sich heute an einem Scheideweg zwischen Tradition und Innovation. Sie nährt sich von ihrer reichen Vergangenheit und blickt gleichzeitig entschlossen in die Zukunft, mit Versprechungen von Gentherapien, Neuroprothesen und anderen Fortschritten, die einem Science-Fiction-Roman entsprungen zu sein scheinen.

Die Neurologie ist also keineswegs eine starre Disziplin, sondern ein lebendiges und sich ständig weiterentwickelndes Gebiet, das die unaufhörliche Suche der Menschheit nach dem Verständnis des geheimnisvollsten und komplexesten Organs unseres Körpers, des Gehirns, widerspiegelt.

Die wichtigsten neurologischen Erkrankungen

Die Neurologie ist ein spezialisierter Zweig der Medizin und deckt ein beeindruckendes Spektrum von Krankheiten ab, die das Nervensystem betreffen. Diese Krankheiten sind erstaunlich vielfältig und unterscheiden sich sowohl in ihren Symptomen als auch in ihren Ursprüngen. Sie zu verstehen bedeutet in gewissem Sinne, die Rätsel unseres Gehirns und unseres gesamten Nervensystems zu entschlüsseln.

Der Schlaganfall ist wahrscheinlich eine der bekanntesten Erkrankungen. Er tritt auf, wenn der Blutfluss zum oder im Gehirn unterbrochen wird, wodurch die Neuronen mit Sauerstoff versorgt werden und Schäden entstehen, die manchmal irreversibel sind. Man unterscheidet zwischen dem ischämischen Schlaganfall, der durch ein Blutgerinnsel verursacht wird, das ein Gefäß blockiert, und dem hämorrhagischen Schlaganfall, der durch das Platzen eines Gefäßes verursacht wird.

Die Alzheimer-Krankheit ist eine degenerative Form der Demenz, die das Gedächtnis, das Denken und das Verhalten stark beeinträchtigt. Sie schleicht sich langsam ein und erodiert allmählich den Geist und die Persönlichkeit der Betroffenen. Sie ist durch eine abnormale Anhäufung von Proteinen im Gehirn gekennzeichnet, die Plaques und Verfilzungen bilden.

Multiple Sklerose ist eine Autoimmunkrankheit, bei der das Immunsystem die Myelinscheide angreift, die die Neuronen umgibt, und so die Übertragung elektrischer Signale stört. Die Krankheit verläuft oft in Schüben mit Remissionsperioden.

Die Parkinson-Krankheit, eine weitere neurodegenerative Erkrankung, beeinträchtigt die Bewegung. Sie wird durch den allmählichen Tod von Dopamin produzierenden Neuronen im Gehirn verursacht. Die wichtigsten Anzeichen sind Tremor, Steifheit und Bradykinese.

Epilepsie bezieht sich auf eine Reihe von Störungen, die durch wiederkehrende Anfälle gekennzeichnet sind. Diese

Anfälle entstehen durch eine plötzliche elektrische Überaktivität im Gehirn. Sie können sich auf unterschiedliche Weise äußern, von vorübergehender Abwesenheit bis hin zu heftigen Krämpfen.

Migräne ist mehr als nur ein Kopfschmerz, sondern eine chronische neurologische Störung. Sie äußert sich in starken Kopfschmerzattacken, die oft von Übelkeit, Erbrechen und erhöhter Empfindlichkeit gegenüber Licht oder Lärm begleitet werden.

Andere Erkrankungen wie **periphere Neuropathie**, **Myasthenia gravis** oder **Hirntumore** zeigen die Vielfalt der Erkrankungen, die die Neurologie abdecken muss.
Diese Krankheiten, jede auf ihre Weise, erinnern uns daran, wie robust und gleichzeitig anfällig unser Nervensystem ist. Sie unterstreichen auch die Bedeutung einer kontinuierlichen Forschung, um sie besser zu verstehen und hoffentlich eines Tages endgültig zu besiegen.

Die Bedeutung des Krankenpflegers in der Neurologie

Der Krankenpfleger in der Neurologie ist ein zentraler Akteur, der oft an vorderster Front steht, wenn es um die einzigartigen Herausforderungen geht, die Erkrankungen des Nervensystems mit sich bringen. Seine Rolle beschränkt sich nicht auf eine Reihe technischer Aufgaben, sondern umfasst auch eine menschliche und therapeutische Dimension, die für die Behandlung von Patienten mit neurologischen Erkrankungen von entscheidender Bedeutung ist.

1. Klinische Überwachung: Neurologische Patienten können subtile oder plötzliche Symptome und klinische Zeichen aufweisen, wie Veränderungen der motorischen

Funktion, der Sprache, der Kognition oder der Sinne. Die Krankenschwester ist aufgrund ihrer Ausbildung und Erfahrung in der Lage, diese Veränderungen, die für einen Laien manchmal nicht wahrnehmbar sind, zu erkennen und das medizinische Team rechtzeitig zu alarmieren.

2. Verabreichung der Behandlung: Ob es sich um die Verabreichung von Antikonvulsiva, dopaminergen Medikamenten oder intrathekalen Injektionen handelt, die Pflegekraft spielt eine entscheidende Rolle. Er sorgt nicht nur für die ordnungsgemäße Verabreichung der Behandlung, sondern auch für die Überwachung der Nebenwirkungen und der Wirksamkeit der Behandlung.

3. Aufklärung und Unterstützung: Das Verständnis einer neurologischen Erkrankung, ihrer Auswirkungen und ihrer Behandlung kann für den Patienten und seine Familie eine schwierige Aufgabe sein. Der Krankenpfleger fungiert als Brücke, indem er klare Erklärungen abgibt, Fragen beantwortet und den Patienten beruhigt.

4. Rehabilitation: In Situationen wie nach einem Schlaganfall oder einer Gehirnoperation arbeitet das Pflegepersonal eng mit Physiotherapeuten, Logopäden und anderen Rehabilitationsexperten zusammen, um sicherzustellen, dass der Patient seine Fähigkeiten so gut wie möglich wiedererlangt.

5. Schmerzmanagement: Viele neurologische Erkrankungen können Schmerzen verursachen, von neuropathischen Schmerzen bis hin zu chronischen Kopfschmerzen. Das Pflegepersonal ist bei der Beurteilung dieser Schmerzen und der Verabreichung geeigneter Analgetika von entscheidender Bedeutung.

6. Emotionale Unterstützung: Die Konfrontation mit einer neurologischen Erkrankung kann destabilisierend und angstauslösend sein. Das Pflegepersonal bietet emotionale Unterstützung, indem es dem Patienten zuhört, ihn beruhigt und ihm hilft, diese schwierige Zeit zu überstehen.

7. Interdisziplinäre Zusammenarbeit: In der Neurologie ist die Behandlung eines Patienten oft das Ergebnis der

Zusammenarbeit verschiedener Spezialisten. Die Pflegekraft unterstützt diese Zusammenarbeit, indem sie für eine reibungslose und effiziente Kommunikation zwischen den verschiedenen Beteiligten sorgt.

Der Krankenpfleger in der Neurologie ist durch sein Fachwissen, sein Mitgefühl und seine Hingabe weit mehr als ein medizinischer Helfer. Er ist der Hüter des Wohlergehens des Patienten, der Handwerker seiner Genesung und der tägliche Zeuge der menschlichen Stärke und Widerstandsfähigkeit gegenüber neurologischen Widrigkeiten. Sein Wert ist von unschätzbarem Wert und macht ihn zu einer unverzichtbaren Säule der neurologischen Versorgung.

Kapitel 2

DIE UMWELT
DER ABTEILUNG
FÜR NEUROLOGIE

Organisation und Struktur
einer neurologischen Abteilung

Die neurologische Abteilung ist eine komplexe Einheit, die eine strenge Koordination und Strukturierung erfordert, um den spezifischen Bedürfnissen von Patienten mit neurologischen Störungen gerecht zu werden. Jedes Element dieser Organisation arbeitet zusammen, um eine ganzheitliche und multidimensionale Behandlung zu bieten.

1. Aufnahme- und Bewertungszonen:
- **Neurologische Notaufnahme:** Für die Behandlung von Notfällen wie Schlaganfällen oder akuten epileptischen Anfällen.
- **Externe Konsultationen:** Für Patienten, die eine regelmäßige Betreuung ohne Krankenhausaufenthalt benötigen.

2. Spezialisierte Pflegeeinheiten:
- **Schlaganfallstation:** Speziell für Patienten, die einen Schlaganfall erlitten haben, mit spezieller Ausstattung und Personal.
- **Allgemeine Neurologie:** Für ein breites Spektrum an neurologischen Erkrankungen.
- **Abteilung für Bewegungsstörungen:** Auf Krankheiten wie die Parkinson-Krankheit ausgerichtet.
- **Neuroimmunologie:** Für Krankheiten wie Multiple Sklerose.

3. Diagnostische Plattformen:
- **Neurophysiologisches Labor:** Hier werden EEG, EMG und andere diagnostische Tests durchgeführt.
- **Medizinische Bildgebung:** Anbieten von MRT, CT und manchmal PET-Scans, die für die Diagnose vieler neurologischer Erkrankungen unerlässlich sind.

4. Rehabilitationsdienste:
Diese Dienste sind auf die funktionelle Erholung und Rehabilitation der Patienten ausgerichtet und umfassen

Physiotherapie, Logopädie, Krankengymnastik und vieles mehr.

5. Räume für Unterstützung und Wohlbefinden:
- **Ruheräume:** Für Patienten und ihre Familien.
- **Beratungsräume:** Für psychologische Unterstützung und Beratung.

6. Das medizinische Team:
- **Neurologen:** Die Piloten der Abteilung, die auf neurologische Erkrankungen spezialisiert sind.
- **Krankenpfleger in der Neurologie:** Widmen sich der täglichen Pflege und Überwachung der Patienten.
- **Labortechniker:** Für spezialisierte Diagnosen.
- **Pflegerinnen und Pfleger:** Bieten Grundpflege und Unterstützung.
- Ergotherapeuten, Physiotherapeuten und andere Rehabilitationsexperten: Wesentlich für die funktionelle Erholung von Patienten.
- **Neuropsychologen:** Konzentrieren sich auf die kognitiven und emotionalen Aspekte von neurologischen Erkrankungen.
- **Sozialarbeiter:** Unterstützen die Patienten und ihre Familien bei der Bewältigung der nichtmedizinischen Herausforderungen, die mit der Krankheit verbunden sind.

7. Forschung und Entwicklung:
In Universitätszentren und einigen Krankenhäusern gibt es Forschungsabteilungen, die sich mit neurologischen Erkrankungen befassen und nach neuen Behandlungen und Therapieansätzen suchen.

Die Struktur einer neurologischen Abteilung ist wie ein gut gestimmtes Orchester: jede Komponente, jeder Einzelne hat seine spezifische Rolle, aber alle arbeiten harmonisch zusammen, um das Wohlbefinden und die Genesung der Patienten zu fördern. Ihr gemeinsames Ziel ist es, eine umfassende Betreuung von der ersten Diagnose bis zur

Rehabilitation zu bieten und so das bestmögliche Ergebnis für jeden Patienten zu gewährleisten.

Das medizinische und paramedizinische Team : Rollen und Interaktionen

In einer neurologischen Abteilung ist das medizinische und paramedizinische Team eine heterogene Gruppe von Fachleuten, die trotz unterschiedlicher Kompetenzen zusammenarbeiten, um die Patienten optimal zu betreuen. Die Rolle der einzelnen Mitglieder und die Art und Weise, wie sie miteinander interagieren, zu verstehen, ist für das Verständnis der Gesamtdynamik der Abteilung von entscheidender Bedeutung.

1. Neurologen:
   - **Rolle:** Sie sind die Spezialisten für neurologische Erkrankungen. Sie beurteilen, diagnostizieren, behandeln und betreuen die Patienten.
   - **Interaktion:** Sie arbeiten eng mit dem Pflegepersonal zusammen, um die Entwicklung des Patienten zu verfolgen, mit den Labortechnikern, um die Testergebnisse zu interpretieren, und mit dem Rehabilitationsteam, um geeignete Pflegepläne zu erstellen.
2. Krankenpfleger in der Neurologie:
   - **Rolle:** Sie sind verantwortlich für die tägliche Pflege, die klinische Überwachung, die Verabreichung von Medikamenten und oft auch für die Aufklärung des Patienten.
   - **Interaktionen:** Das Pflegepersonal steht in ständigem Austausch mit den Neurologen über den Zustand der Patienten. Sie arbeiten auch mit den Pflegerinnen und Pflegern zusammen und kooperieren mit den Rehabilitationsspezialisten.

3. Labortechniker:
- **Rolle:** Sie führen diagnostische Tests wie EEG, EMG usw. durch.
- **Interaktion:** Sie stellen die Ergebnisse den Neurologen zur Interpretation zur Verfügung und arbeiten bei der Durchführung der Tests mit den Krankenschwestern zusammen.

4. Pflegehelfer:
- **Rolle:** Sie bieten Grundpflege, helfen bei der Mobilität der Patienten, der Hygiene und der Ernährung.
- **Interaktion:** Sie arbeiten unter der Aufsicht von Krankenpflegern und stehen in häufigem Kontakt mit den Patienten und ihren Familien.

5. Ergotherapeuten, Physiotherapeuten und Physiotherapeuten:
- **Rolle:** Sie helfen bei der Rehabilitation und der funktionellen Erholung der Patienten, indem sie an der Mobilität, der Kraft, der Koordination oder spezifischen Fähigkeiten arbeiten.
- **Interaktion:** Sie erstellen Rehabilitationspläne in Zusammenarbeit mit Neurologen und Krankenschwestern und geben regelmäßig Feedback über die Fortschritte der Patienten.

6. Neuropsychologen:
- **Rolle:** Sie beurteilen und behandeln kognitive, emotionale und Verhaltensstörungen, die mit neurologischen Erkrankungen verbunden sind.
- **Interaktion:** Sie teilen ihre Beobachtungen mit dem medizinischen Team und können spezifische Interventionen oder Anpassungen vorschlagen.

7. Sozialarbeiter:
- **Rolle:** Sie bieten nicht-medizinische Unterstützung und helfen den Patienten und ihren Familien, die sozialen und finanziellen Aspekte der Krankheit zu bewältigen.
- **Interaktion:** Sie arbeiten mit Krankenschwestern und Ärzten zusammen, um sicherzustellen, dass die

ganzheitlichen Bedürfnisse des Patienten berücksichtigt werden.

8. Apotheker:
- **Rolle:** Sie beraten über die Medikation, ihre Nebenwirkungen und überwachen die Wechselwirkungen von Medikamenten.
- **Interaktion:** Sie arbeiten mit den Neurologen zusammen, um das Medikamentenregime zu optimieren und informieren das Pflegepersonal über die Verabreichung der Medikamente.

Das Gleichgewicht und die Effizienz dieses Teams beruhen auf einer reibungslosen Kommunikation und einem gegenseitigen Verständnis der Rollen und Verantwortlichkeiten jedes Einzelnen. Jedes Mitglied trägt seinen Teil zum Ganzen bei und gemeinsam gewährleisten sie eine umfassende und individuelle Behandlung für jeden Patienten. Diese interprofessionelle Zusammenarbeit ist der Schlüssel zu einer erfolgreichen Behandlung in der Neurologie.

Spezialisierte Ausrüstung für Neurologie

Die Neurologie als medizinische Disziplin, die sich auf die Diagnose, Behandlung und Erforschung von Krankheiten des Nervensystems konzentriert, erfordert eine spezielle Ausrüstung. Diese Ausrüstung ermöglicht es, genaue Informationen über die Anatomie, Physiologie und Pathologie des Nervensystems zu erhalten. Hier ist ein Überblick über die wichtigsten Geräte, die in diesem Bereich verwendet werden:

1. Medizinische Bildgebung:
- **Computertomographie (CT oder CT): Sie** wird verwendet, um detaillierte Bilder des Gehirns und des Rückenmarks zu erhalten. Sie ist wichtig, um

Anomalien wie Tumore, Blutungen oder Verletzungen zu erkennen.

- **Magnetresonanztomographie (MRT):** Liefert hochauflösende Bilder von Nervenstrukturen und ist besonders nützlich für die Darstellung von Läsionen oder demyelinisierenden Erkrankungen wie Multiple Sklerose.
- **Positronen-Emissions-Tomographie (PET): Wird** in der Forschung und manchmal auch in der Klinik eingesetzt und misst die Stoffwechselaktivität des Gehirns.

2. Ausrüstung für klinische Neurophysiologie:

- **Elektroenzephalogramm (EEG):** Misst die elektrische Aktivität des Gehirns und ist nützlich für die Diagnose und Überwachung von Erkrankungen wie Epilepsie.
- **Elektromyogramm (EMG):** Beurteilt die elektrische Aktivität der Muskeln zur Diagnose von neuromuskulären Störungen.
- **Evozierte Potenziale:** Messen die elektrische Reaktion des Gehirns auf spezifische Reize, um die Funktion bestimmter Nervenbahnen zu bewerten.

3. Interventionsmaterial:

- **Chirurgische Mikroskope:** Für empfindliche Operationen des Nervensystems.
- **Tiefe Hirnstimulatoren:** Werden zur Behandlung von Erkrankungen wie der Parkinson-Krankheit eingesetzt.
- **Thrombektomie-Ausrüstung:** Zur Entfernung von Blutgerinnseln bei einem Schlaganfall.

4. Rehabilitationsausrüstung:

- **Laufbänder mit Gewichtsunterstützung:** Helfen den Patienten, ihre Mobilität nach einer neurologischen Verletzung wiederzuerlangen.
- **Rehabilitationsroboter: Werden** für die Rehabilitation von Gliedmaßen nach einem

Schlaganfall oder anderen Verletzungen des Nervensystems eingesetzt.

- **Logopädie:** Für die Rehabilitation von Sprache und Schlucken.

5. Ausrüstung für Überwachung und Pflege:

- **Überwachungsmonitore:** Zur kontinuierlichen Überwachung der Gehirnaktivität von Patienten auf der Intensivstation.

- **Programmierbare Medikamentenpumpen:** Zur Verabreichung von Medikamenten direkt in die Zerebrospinalflüssigkeit oder in andere Körperregionen.

6. Suchwerkzeuge:

- **Magnetoenzephalographie (MEG): Misst** die magnetische Aktivität des Gehirns und ist nützlich, um den Ursprung der Gehirnaktivität genau zu lokalisieren.

- **Virtuelle Realität:** Zur Untersuchung von Kognition und Wahrnehmung in einer kontrollierten Umgebung.

Jedes Stück neurologischer Ausrüstung, sei es für Diagnose, Behandlung oder Forschung, spielt eine entscheidende Rolle, um unser Verständnis des Nervensystems zu vertiefen und die Lebensqualität der Patienten zu verbessern. Die Technologie entwickelt sich weiter und bietet immer ausgefeiltere Möglichkeiten zur Erforschung und Behandlung von neurologischen Erkrankungen.

Kapitel 3

DIE KERNKOMPETENZEN DES KRANKENPFLEGERS IN DER NEUROLOGIE

Die neurologische Bewertung : Anzeichen und Symptome

Die neurologische Untersuchung ist ein systematischer Ansatz zur Identifizierung und Interpretation von Anzeichen und Symptomen, die mit Störungen des Nervensystems verbunden sind. Sie ist entscheidend für die Erstellung einer genauen Diagnose und die Planung einer angemessenen Behandlung. Zeichen sind Anomalien, die bei der körperlichen Untersuchung festgestellt werden, während Symptome Empfindungen und Probleme sind, die vom Patienten berichtet werden.

1. Klinische Befragung:
Dies ist der erste Schritt der Beurteilung, in dem der Patient (oder ein Angehöriger) seine Krankengeschichte, seine aktuellen Symptome, deren Beginn, Dauer, Verlauf und andere relevante Faktoren beschreibt.
  - **Häufig auftretende Symptome:** Kopfschmerzen, Schwindel, Sehstörungen, Schwäche, Taubheit, Zittern, Gleichgewichtsstörungen, Schwierigkeiten beim Sprechen oder Schlucken, Gedächtnis- oder Verhaltensstörungen.
2. Körperliche und neurologische Untersuchung:
  - **Geistige Beurteilung:** Testen Sie die Orientierung, das Gedächtnis, die Aufmerksamkeit, das Rechnen und die Argumentation.
  - **Kopffunktionen:** Untersuchung der Pupillen, Augenbewegungen, des Gehörs, der Kraft und des Gefühls des Gesichts, des Geschmacks, des Schluckens und der Gesichtsausdrücke.
  - **Muskelkraft:** Überprüfen Sie die Kraft in den verschiedenen Muskelgruppen der Gliedmaßen.
  - **Empfindung:** Testen Sie die taktile Empfindung, den Schmerz, die Temperatur, die Vibration und die Propriozeption.

- **Reflexe:** Testen Sie die tiefen, oberflächlichen und Plantarsehnenreflexe.
- **Koordination:** Beurteilung der Fähigkeit, schnelle, abwechselnde Bewegungen auszuführen und Punkt-zu-Punkt-Tests.
- **Gehen:** Beobachten Sie den Gang des Patienten, seine Körperhaltung und seine Fähigkeit, auf den Fersen und Zehen zu gehen, sich schnell zu drehen, etc.

3. Spezifische Anzeichen und Symptome:
- **Hemiparese:** Schwäche auf einer Seite des Körpers.
- **Aphasie:** Schwierigkeiten beim Sprechen oder Verstehen von Sprache.
- **Ataxie:** Mangel an Bewegungskoordination.
- **Dysarthrie:** Schwierigkeiten bei der Artikulation von Wörtern.
- **Dysphagie:** Schwierigkeiten beim Schlucken.
- **Nystagmus:** Unwillkürliche und rhythmische Augenbewegungen.

4. Spezialisierte Tests:

Diese Tests werden je nach den Symptomen des Patienten durchgeführt und können Bluttests, bildgebende Verfahren (wie MRT oder CT), EEG, EMG und andere diagnostische Untersuchungen zur Verfeinerung der Diagnose umfassen.

5. Bewertung der zugehörigen Systeme:

Es kann notwendig sein, andere Körpersysteme zu untersuchen, die neurologische Störungen beeinflussen können oder von ihnen beeinflusst werden, wie das Herz-Kreislauf-System, das Muskel-Skelett-System oder das endokrine System.

Die neurologische Beurteilung ist eine Kombination aus medizinischer Kunst und Wissenschaft. Sie erfordert eine methodische Vorgehensweise, aufmerksames Beobachten und aktives Zuhören. Neurologische Symptome können oft subtil sein und von Patient zu Patient stark variieren. Eine sorgfältige Beurteilung ermöglicht es, eine genaue Diagnose zu stellen, therapeutische Maßnahmen zu leiten und die Reaktion auf die Behandlung zu bewerten.

Pflegetechniken in der Neurologie

Die Pflege von Patienten mit neurologischen Störungen ist eine einzigartige Herausforderung, die spezialisierte Fähigkeiten erfordert. Neurologische Krankenpfleger verwenden eine Reihe von Techniken, um eine optimale Versorgung dieser Patienten zu gewährleisten. Lassen Sie uns einen genaueren Blick auf diese spezialisierten Techniken werfen:

1. Kontinuierliche neurologische Bewertung:
Das Pflegepersonal muss darin geschult werden, gezielte neurologische Untersuchungen durchzuführen, bei denen regelmäßig das Bewusstsein, die Motorik, die Empfindungen, die Reflexe und die Funktion der Hirnnerven beurteilt werden.
2. Verwaltung der intrakraniellen:
   - **Überwachung des intrakraniellen Drucks (ICP): Beinhaltet** die Verwendung von speziellen Geräten zur Messung des ICP bei Risikopatienten.
   - **Techniken zur Senkung des ICP:** Lagerung, Medikamente (wie Mannitole), kontrollierte Hyperventilation und manchmal chirurgische Eingriffe.
3. Krisenmanagement:
   - **Kontinuierliche Überwachung mit EEG:** Ermöglicht die schnelle Erkennung und Behandlung von Anfällen.
   - **Verabreichung von Antiepileptika:** Sorgen Sie für angemessene Dosen und überwachen Sie die Nebenwirkungen.

4. Mobilitätsmanagement:

- **Rehabilitationstherapien:** Physiotherapie und Ergotherapie zur Wiederherstellung der Funktion nach einer neurologischen Verletzung.
- **Vermeidung von Komplikationen der Immobilität:** wie Dekubitus, Aspirationspneumonie und tiefe Venenthrombose.

5. Pflege der Atemwege:

Bei Patienten mit neurologischen Störungen ist es entscheidend, die Atemwege offen zu halten und die Atemfunktion zu überwachen, insbesondere bei Patienten, die intubiert sind oder Schluckstörungen haben.

6. Verwaltung der Ernährung:

- **Beurteilung der Schluckfähigkeit:** Vor der Verabreichung von Nahrung oder Flüssigkeiten.
- **Einsatz spezieller Ernährungstechniken:** Wie Ernährungssonden oder parenterale Ernährung für diejenigen, die nicht schlucken können.

7. Angepasste Kommunikation:

Die Arbeit mit Patienten, die Sprach- oder kognitive Defizite haben, erfordert den Einsatz von nonverbalen Kommunikationsmethoden, Kommunikationshilfen oder Validierungstechniken.

8. Aufklärung des Patienten und der Familie:

Es ist wichtig, den Patienten und seine Familie über die Krankheit, die Prognose, die Behandlung und die Selbsthilfetechniken zu informieren. Dies kann Demonstrationen, Diskussionen und schriftliches Material beinhalten.

9. Schmerzmanagement und Komfort:

- **Regelmäßige Schmerzbewertung:** Verwenden Sie geeignete Schmerzskalen.
- **Verabreichung von schmerzstillenden Medikamenten:** Nach Bedarf und unter Beobachtung der Nebenwirkungen.
- **Nicht-pharmakologische Techniken:** Wie Entspannung, Ablenkung oder Physiotherapie.

10. Vermeidung von sekundären Komplikationen:
Proaktive Pflege zur Vermeidung von Infektionen, kardiovaskulären Komplikationen, Stoffwechselstörungen und anderen Komplikationen, die mit dem Krankenhausaufenthalt oder der Krankheit selbst verbunden sind.

Die Neurologie ist ein komplexes Gebiet, das ständige Aufmerksamkeit und eine spezialisierte Ausbildung erfordert, um eine qualitativ hochwertige Versorgung zu gewährleisten. Sie nutzen eine Kombination aus klinischen Fähigkeiten, Beobachtungs- und Kommunikationsfähigkeiten, um die Ergebnisse für ihre Patienten zu optimieren.

Schmerzmanagement und Komfort

Die Schmerzbehandlung steht im Mittelpunkt der neurologischen Pflegepraxis. Neurologischer oder neuropathischer Schmerz ist ein komplexer Schmerz, der durch eine Verletzung oder Krankheit verursacht wird, die das somatosensorische Nervensystem beeinträchtigt. Er unterscheidet sich von nozizeptiven Schmerzen, die durch ein Gewebetrauma hervorgerufen werden. Eine angemessene Behandlung dieser Schmerzen kann die Lebensqualität des Patienten erheblich verbessern.

1. Verständnis von neurologischen Schmerzen:
   * **Charakteristika:** Neuropathische Schmerzen werden oft als brennend, stechend oder wie elektrische Entladungen beschrieben. Er kann kontinuierlich oder paroxysmal sein.
   * **Die häufigsten Ursachen:** Diabetische Neuropathien, Post-Zoster-Neuralgie, Schmerzen nach Schlaganfall, HIV-assoziierte Neuropathien, Multiple Sklerose, Rückenmarksverletzungen.

2. Beurteilung des Schmerzes:
- **Bewertungsinstrumente:** Verwenden Sie standardisierte Schmerzskalen, wie die visuelle Analogskala (VAS) oder die numerische Intensitätsskala.
- **Ganzheitliche Bewertung: Berücksichtigung** emotionaler, sozialer und psychologischer Faktoren, die die Wahrnehmung von Schmerzen durch den Patienten beeinflussen können.

3. Pharmakologische Ansätze:
- **Trizyklische** Antidepressiva **(TZA):** Wie Amitriptylin, das bei einigen Neuropathien schmerzlindernde Wirkungen gezeigt hat.
- **Anticonvulsiva (Antikonvulsiva):** Wie Gabapentin und Pregabalin, die gegen verschiedene Formen von neuropathischen Schmerzen wirksam sind.
- **Analgetika:** Opioide können verwendet werden, aber mit Vorsicht wegen des Risikos von Nebenwirkungen und Abhängigkeit.
- **Lidocain-Pflaster:** Können lokal bei örtlichen Schmerzen verwendet werden.

4. Nicht-pharmakologische Techniken:
- **Transkutane elektrische Nervenstimulation (TENS):** Ein Gerät, das kleine elektrische Ströme an die Haut abgibt, um Schmerzen zu lindern.
- **Kognitive Verhaltenstherapie:** Hilft bei der Bewältigung der psychologischen Komponenten des Schmerzes.
- **Entspannung und Biofeedback:** Hilft, den Körper zu entspannen und die Muskelspannung zu reduzieren, die den Schmerz verstärken kann.
- **Akupunktur:** Einige Patienten finden Linderung durch diese jahrtausendealte Technik.

5. Verwaltung des Komforts:
- **Positionierung:** Sorgen Sie für eine bequeme Haltung, um Spannung und Druck zu reduzieren.

- **Massage:** Kann zur Entspannung der Muskeln und zur Verbesserung der Durchblutung beitragen.
- **Wärme und Kälte:** Je nach Art des Schmerzes können warme oder kalte Kompressen hilfreich sein.
- **Umgebung: Sorgen Sie für eine** ruhige Umgebung mit sanftem Licht und Raumtemperatur, um die Entspannung zu unterstützen.

6. Patientenaufklärung:
- **Schmerz verstehen:** Dem Patienten helfen, die Art seines Schmerzes zu verstehen.
- **Selbstmanagement-Strategien: Umfassen** Entspannungstechniken, Änderungen des Lebensstils und Empfehlungen für körperliche Aktivität.
- **Nebenwirkungen von Medikamenten:** Aufklärung über mögliche Nebenwirkungen und die Bedeutung der Kommunikation für die Anpassung der Behandlung.

Neurologische Schmerzen können schwierig zu behandeln und zu bewältigen sein. Häufig ist ein multimodaler Ansatz erforderlich, bei dem pharmakologische und nicht-pharmakologische Behandlungen kombiniert werden. Die Rolle des Pflegepersonals ist bei der Beurteilung, Behandlung und Aufklärung der Patienten von entscheidender Bedeutung, um eine optimale Linderung zu gewährleisten und die Lebensqualität der Patienten zu verbessern.

Kommunikation mit einem neurologischen Patienten

Kommunikation ist ein wesentliches Element in der Pflege und kann besonders komplex sein, wenn man mit Patienten mit neurologischen Störungen arbeitet. Diese Patienten können kognitive, Sprach- oder Verständnisdefizite aufweisen, die die herkömmliche Kommunikation erschweren. Die Kunst, mit ihnen effektiv zu kommunizieren, erfordert ein tiefes Verständnis, Geduld und geeignete Strategien.

1. Verständnis der spezifischen Herausforderungen:
   - **Aphasie:** Eine Störung der Fähigkeit zu sprechen oder Sprache zu verstehen.
   - **Dysarthrie:** Schwierigkeiten bei der Artikulation von Wörtern aufgrund von Muskelstörungen.
   - **Kognitiv:** Störungen des Gedächtnisses, der Aufmerksamkeit oder der Entscheidungsfindung.
   - **Sensorisch:** Hör- oder Sehprobleme, die die Kommunikation behindern.
2. Verbale Methoden:
   - **Langsam sprechen:** Geben Sie dem Patienten Zeit, die Informationen zu verarbeiten.
   - **Verwenden Sie eine einfache Sprache:** Vermeiden Sie medizinischen Jargon und bevorzugen Sie kurze Sätze.
   - **Wiederholung:** Wiederholen Sie die wichtigsten Informationen, um das Verständnis zu gewährleisten.
   - **Geschlossene Fragen:** Die Verwendung von Fragen, die mit "Ja" oder "Nein" beantwortet werden müssen, kann für manche Patienten einfacher sein.
3. Nonverbale Methoden:
   - **Gesten:** Verwenden Sie einfache Gesten, um Wörter zu ergänzen oder zu ersetzen.
   - **Bildliche Kommunikation:** Verwendung von Bildern, Piktogrammen oder Zeichnungen, um das Verständnis zu erleichtern.
   - **Lippenlesen:** Bei Patienten, die von den Lippen lesen können, achten Sie darauf, dass Sie dem Patienten beim Sprechen zugewandt sind.
   - **Schreiben:** Stellen Sie eine Tafel oder ein Tablet zur Verfügung, damit der Patient schreiben kann.

4. Technologische Werkzeuge:
- **Kommunikationsanwendungen: Anwendungen, die** speziell entwickelt wurden, um die Kommunikation mit Patienten mit Sprachdefiziten zu erleichtern.
- **Tablets oder Computer:** Mit entsprechender Software zur Unterstützung der Kommunikation.

5. Aktives Zuhören:
- **Geduld:** Geben Sie dem Patienten Zeit, zu antworten oder sich zu äußern.
- **Nonverbales Feedback:** Verwenden Sie Augenkontakt, Nicken und Gesichtsausdrücke, um zu zeigen, dass Sie zuhören und verstehen.
- **Klarstellung:** Wenn Sie etwas nicht verstehen, bitten Sie den Patienten höflich, es zu wiederholen oder auf andere Weise zu erklären.

6. Einbeziehung der pflegenden Angehörigen:
- **Die Interpretation:** Familienmitglieder oder Betreuer können oft helfen, die Bedürfnisse des Patienten zu interpretieren oder zu erklären.
- **Krankengeschichte:** Sie können wichtige Informationen liefern, die der Patient nicht mitteilen kann.

7. Günstige Umgebung:
- **Lärm reduzieren:** Eine ruhige Umgebung fördert die Konzentration und das Verständnis.
- **Angemessene Beleuchtung:** Sorgen Sie für gutes Licht für das Lippenlesen oder die Verwendung visueller Methoden.

8. Bildung und Ausbildung:
- **Selbststudium:** Das Verständnis der Besonderheiten neurologischer Störungen ermöglicht es, die Kommunikation anzupassen.
- **Weiterbildung:** Teilnahme an speziellen Schulungen oder Workshops über die Kommunikation mit neurologischen Patienten.

Die Kommunikation mit einem neurologischen Patienten kann einen anderen Ansatz erfordern, bleibt aber ein entscheidender Bestandteil der Pflege. Durch eine effektive Kommunikation kann die Pflegekraft die Bedürfnisse des Patienten besser verstehen, Vertrauen aufbauen und eine angemessene und menschliche Pflege bieten.

Kapitel 4

ÜBERNAHME DER WICHTIGSTEN NEUROLOGISCHEN ERKRANKUNGEN

Zerebraler Schlaganfall (AVC)

• Arten und Symptome

Ein Schlaganfall ist ein medizinischer Notfall, der durch die Unterbrechung des Blutflusses zu einem Teil des Gehirns verursacht wird. Diese Störung kann durch eine Blockade (Ischämie) oder durch eine Blutung verursacht werden. Schlaganfälle sind schwerwiegende Ereignisse, die zu bleibenden Schäden oder sogar zum Tod führen können.

1. Ischämischer Schlaganfall:
   • **Thrombotisch:** Durch die Bildung eines Blutgerinnsels (Thrombus) in einer der Arterien, die das Gehirn versorgen.
   • **Embolisch:** Ein Blutgerinnsel oder ein anderer im Blut zirkulierender Fremdkörper (Embolus) verstopft eine Hirnarterie. Diese Gerinnsel können sich auch an anderen Stellen im Körper bilden, häufig im Herzen.

Symptome:
   • Plötzliche Lähmung oder Schwäche im Gesicht, im Arm oder im Bein, gewöhnlich auf einer Seite des Körpers.
   • Sprach- oder Verständnisstörungen.
   • Plötzlicher Verlust des Sehvermögens, insbesondere auf einem Auge oder auf einer Seite des Gesichtsfeldes.
   • Schwierigkeiten beim Gehen, Schwindel, Verlust des Gleichgewichts oder der Koordination.
   • Plötzliche, starke Kopfschmerzen ohne bekannte Ursache.

2. Hämorrhagischer Schlaganfall:
   • **Intrazerebral:** Wenn die Blutgefäße im Gehirn platzen, was zu einer Blutung in das umliegende Gehirngewebe führt.
   • **Subarachnoidalblutung: Eine** Blutung im Raum zwischen dem Gehirn und den umgebenden Membranen.

Symptome:
- Plötzliche und intensive Kopfschmerzen, die oft als die "schlimmsten Kopfschmerzen" im Leben des Patienten beschrieben werden.
- Übelkeit und Erbrechen.
- Verschwommenes oder doppeltes Sehen.
- Lichtempfindlichkeit.
- Bewusstlosigkeit oder Verwirrung.
- Steifheit des Nackens.

3. Transitorische ischämische Attacke (TIA):
- Sie wird oft als "Mini-Schlaganfall" bezeichnet und wird durch eine vorübergehende Unterbrechung des Blutflusses zu einem Teil des Gehirns verursacht. Eine TIA kann von einigen Minuten bis zu mehreren Stunden dauern, hinterlässt aber in der Regel keine bleibenden Schäden.

Symptome:
- Sie sind ähnlich wie bei einem ischämischen Schlaganfall, aber nur vorübergehend.
- Plötzliche Schwäche oder Taubheit im Gesicht, Arm oder Bein.
- Plötzliche Verwirrung, Schwierigkeiten zu sprechen oder zu verstehen.
- Plötzliche Probleme mit der Sehkraft oder dem Gehen.
- Plötzlicher Schwindel oder Verlust des Gleichgewichts.

Wenn eine Person Symptome eines Schlaganfalls zeigt, ist es wichtig, schnell zu handeln. Schnelles Handeln kann den Unterschied zwischen einer vollständigen Genesung und dauerhaften oder sogar tödlichen Folgen ausmachen. Die "FAST" (Face, Arms, Speech, Time) Gedächtnisregel kann Ihnen helfen, einen Schlaganfall zu erkennen und darauf zu reagieren: Asymmetrie des **Gesichts** (Face), Schwäche eines Arms (Arm), **Sprachstörungen** (Speech) und **Zeit, um den** Notarzt zu rufen (Time).

• Krankenpflege

Die Behandlung von Schlaganfallpatienten ist ein komplexer Prozess, der einen multidisziplinären Ansatz erfordert. Das Pflegepersonal spielt in jeder Phase dieses Prozesses eine entscheidende Rolle, von der Aufnahme des Patienten im Krankenhaus bis zu seiner Rückkehr nach Hause oder seiner Verlegung in eine Rehabilitationseinrichtung. Nachfolgend finden Sie einen Überblick über die wichtigsten Verantwortlichkeiten und Maßnahmen der Pflege bei der Behandlung von Schlaganfallpatienten:

1. Erste Bewertung:
   - Überwachung der Lebenszeichen und Stabilisierung.
   - Schnelle neurologische Beurteilung: Glasgow-Score, Pupillenreflexe, Muskelkraft etc.
   - Erhebung der Krankengeschichte und aller Medikamente, insbesondere Antikoagulantien.
2. Kontinuierliche Überwachung:
   - Regelmäßige Überwachung der neurologischen Zeichen, um eine Verschlechterung oder Verbesserung festzustellen.
   - Überwachung der Vitalparameter: Blutdruck, Herzfrequenz, Sauerstoffsättigung.
   - Kontrolle der Untersuchungsergebnisse (Gehirnscans, Bluttests).
3. Verwaltung der Atemwege:
   - Sicherstellung der Durchlässigkeit der Atemwege.
   - Verabreichung von Sauerstoff, falls erforderlich.
   - Überwachung der Sauerstoffsättigung und möglicher Anzeichen von Atemnot.
4. Management von Ernährung und Flüssigkeitszufuhr:
   - Beurteilung des Schluckens vor jeder oralen Nahrungsaufnahme, um Fehltritte zu vermeiden.
   - Einführen einer nasogastrischen Sonde, falls erforderlich.
   - Überwachung der Flüssigkeitsaufnahme und -abgabe, Aufrechterhaltung der Hydratation.

5. Mobilisierung und Vermeidung von Komplikationen:
  * Regelmäßige Positionswechsel zur Vermeidung von Druckgeschwüren.
  * Frühe Mobilisierung mit Hilfe von Physiotherapeuten, um die Immobilität zu verringern.
  * Kontinenzmanagement: Einsetzen von Protektoren oder Kathetern.
6. Schmerzmanagement:
  * Regelmäßige Bewertung der Schmerzen mit Hilfe geeigneter Skalen.
  * Verabreichung von Schmerzmitteln wie verordnet.
7. Bildung und Unterstützung:
  * Informieren Sie den Patienten und seine Familie über die Art des Schlaganfalls, die Folgen und die Prognose.
  * Bereitstellung von Ressourcen für die Rehabilitation und Unterstützung zu Hause.
  * Ermutigung des Patienten zur aktiven Teilnahme an seiner Rehabilitation.
8. Vorbereitung auf die Entlassung:
  * Planung der Rückkehr nach Hause oder Überweisung in ein Rehabilitationszentrum.
  * Koordination mit anderen Gesundheitsexperten: Physiotherapeuten, Logopäden, Ergotherapeuten.
  * Gewährleistung der Kontinuität der Pflege durch Empfehlungen und Planung von Nachsorgeuntersuchungen.

Die pflegerische Betreuung von Schlaganfallpatienten erfordert einen ganzheitlichen, auf den Patienten ausgerichteten Ansatz. Die Pflegemaßnahmen zielen darauf ab, Komplikationen zu verringern, die Genesung zu fördern und den Patienten und seine Familie in dieser schwierigen Zeit zu unterstützen. Die Kompetenz, das Einfühlungsvermögen und die Hingabe des Pflegepersonals sind entscheidend für eine optimale Versorgung dieser Patienten.

Epilepsie

• Epilepsie verstehen

Epilepsie ist eine neurologische Erkrankung, die durch eine Prädisposition für wiederkehrende epileptische Anfälle gekennzeichnet ist. Diese Anfälle sind das Ergebnis einer abnormalen und übermäßigen elektrischen Aktivität im Gehirn. Obwohl Epilepsie eine der ältesten bekannten medizinischen Erkrankungen ist, gibt es immer noch viele Mythen und Missverständnisse über sie. Vertiefen wir unser Verständnis.

1. Was ist ein epileptischer Anfall?
Ein epileptischer Anfall tritt auf, wenn die normale elektrische Aktivität des Gehirns plötzlich gestört wird. Dies kann zu Veränderungen des Verhaltens, der Empfindungen, der Bewegungen und des Bewusstseins führen.
2. Klassifizierung von Anfällen:
   • **Fokale (oder partielle) Anfälle:** Sie beginnen in einer bestimmten Region des Gehirns. Sie können einfach (ohne Bewusstseinsverlust) oder komplex (mit Bewusstseinsveränderung) sein.
   • **Generalisierte Anfälle:** Sie betreffen beide Hemisphären des Gehirns von Anfang an. Sie umfassen die folgenden Typen: abwesend, myoklonisch, tonisch, atonisch, klonisch und tonisch-klonisch.
3. Ursachen von Epilepsie:
   • **Genetischer Ursprung:** Spezifische genetische Mutationen können eine Person anfälliger für Anfälle machen.
   • **Hirnschäden:** Traumata, Schlaganfälle oder Infektionen des Gehirns (wie Meningitis).
   • Angeborene **zerebrale Missbildungen:** Anomalien in der Entwicklung des Gehirns vor der Geburt.
   • Metabolische oder immunologische Störungen, die das Gehirn betreffen können.

- **Unbekannte Faktoren:** In vielen Fällen bleibt die genaue Ursache unklar.

4. Diagnose von Epilepsie:

Die Diagnose beruht auf einer Kombination von Untersuchungen, einschließlich der klinischen Anamnese, dem EEG (Elektroenzephalogramm) und manchmal der Bildgebung des Gehirns (MRI oder CT).

5. Behandlung:
- **Antiepileptische Medikamente (AEM):** Sie sind der Eckpfeiler der Behandlung. Ihr Ziel ist es, Anfälle zu verhindern.
- **Chirurgie:** Angezeigt bei bestimmten Personen, deren Anfälle nicht durch Medikamente kontrolliert werden können und die einen bestimmten Bereich des Gehirns als Ursprung der Anfälle aufweisen.
- **Diäten:** Die ketogene Diät, die reich an Fetten und arm an Kohlenhydraten ist, hat bei einigen Patienten eine positive Wirkung gezeigt.
- **Vagusnervstimulation:** Ein Ansatz, der ein implantiertes Gerät verwendet, um elektrische Signale an das Gehirn zu senden.

6. Leben mit Epilepsie:
- Die Herausforderungen sind von Person zu Person unterschiedlich, aber sie können den Umgang mit den Nebenwirkungen der Medikamente, Einschränkungen bei bestimmten Aktivitäten und Bedenken hinsichtlich der sozialen Stigmatisierung umfassen.
- Aufklärung und Bildung sind von entscheidender Bedeutung, um Menschen mit Epilepsie zu helfen, ein erfülltes und aktives Leben zu führen.

7. Entmystifizierung und Sensibilisierung:
- Epilepsie ist nicht ansteckend.
- Ein epileptischer Anfall ist nicht immer spektakulär mit Krämpfen verbunden, sondern kann sich auch durch einfache Abwesenheit bemerkbar machen.

- Menschen mit Epilepsie können mit einer angemessenen Behandlung und Unterstützung ein normales Leben führen.

Das Verständnis von Epilepsie ist nicht nur für die Betroffenen und ihre Familien von entscheidender Bedeutung, sondern auch für die Gesellschaft als Ganzes. Ein besseres Verständnis der Erkrankung kann Empathie, Bewusstsein und eine bessere Unterstützung für diejenigen, die mit Epilepsie leben, fördern.

• Krisenmanagement

Das Management von epileptischen Anfällen ist von entscheidender Bedeutung, um die Sicherheit des Patienten zu gewährleisten, mögliche Verletzungen zu minimieren und angemessene Unterstützung zu leisten. Sie erfordert ein klares Verständnis darüber, was während eines Anfalls zu erwarten ist und welche Maßnahmen zu ergreifen sind.

1. Erkennung der Krise:
   - Verstehen Sie die Warnzeichen oder "Auren", die manche Menschen empfinden können.
   - Erkennen Sie die verschiedenen Arten von Krisen, um angemessen reagieren zu können.
2. Priorität für Sicherheit:
   - Halten Sie den Patienten von potenziellen Gefahren fern (scharfe Gegenstände, harte Ecken, Treppen).
   - Bringen Sie den Patienten in die sichere Seitenlage, um die Aspiration von Sekreten zu verhindern und die Atmung zu erleichtern.
   - Schützen Sie den Kopf mit einem Kissen oder einer Jacke, um Traumata zu vermeiden.
   - Versuchen Sie nicht, den Patienten festzuhalten oder seine Bewegungen einzuschränken.
   - Führen Sie nichts in den Mund des Patienten ein.

3. Überwachung:
- Notieren Sie die Dauer des Anfalls. Wenn ein Anfall länger als 5 Minuten dauert oder ein zweiter Anfall unmittelbar nach dem ersten auftritt, ist eine medizinische Notversorgung erforderlich.
- Beobachten Sie die Merkmale des Anfalls, um das medizinische Personal zu informieren: Art der Bewegungen, Dauer, Bewusstseinsverlust, Zungenbiss etc.

4. Nach der Krise:
- Halten Sie den Patienten in der sicheren Seitenlage, bis er sich erholt hat.
- Seien Sie beruhigend und ruhig, wenn die Person zu sich kommt; sie kann desorientiert oder verwirrt sein.
- Vermeiden Sie es, der Person etwas zu essen oder zu trinken zu geben, bevor sie sich vollständig erholt hat.
- Informieren Sie den Patienten auf klare und einfache Weise über das Geschehen.

5. Vorbereitung:
- Wenn Sie regelmäßig mit einer Person mit Epilepsie in Kontakt kommen, sollten Sie immer einen Anfallsplan zur Hand haben.
- Informieren Sie sich über Notfallmedikamente, die die Person benötigen könnte.

6. Bildung:
- Stellen Sie sicher, dass Familienmitglieder, Lehrer, Kollegen und Freunde der Person mit Epilepsie über Erste-Hilfe-Maßnahmen im Falle eines Anfalls informiert sind.
- Fragen Sie die Person mit Epilepsie oder ihre Familie, ob es spezielle Maßnahmen gibt, die für sie getroffen werden sollten.

7. Wann Sie sofort einen Arzt aufsuchen sollten:
- Wenn der Anfall länger als 5 Minuten dauert.
- Wenn eine weitere Krise kurz nach der ersten beginnt.
- Wenn die Person nach dem Anfall nicht wieder zu Bewusstsein kommt.
- Wenn sich die Person während des Anfalls verletzt.

- Wenn die Person nach dem Anfall anhaltende Atemschwierigkeiten hat.

Der Umgang mit epileptischen Anfällen erfordert Ruhe, schnelle Entscheidungsfindung und wohlwollende Aufmerksamkeit. Mit dem richtigen Wissen und der richtigen Vorbereitung können die mit einem epileptischen Anfall verbundenen Risiken erheblich reduziert werden, wodurch die Sicherheit und das Wohlergehen des Patienten gewährleistet werden.

Degenerative Erkrankungen (z.B. Parkinson, Alzheimer)

• Merkmale und Herausforderungen

Degenerative Erkrankungen sind durch eine fortschreitende Verschlechterung der Strukturen oder Funktionen von Zellen, Geweben oder Organen gekennzeichnet. Diese Krankheiten, die vor allem das Nervensystem betreffen, stellen eine große Herausforderung für Patienten, ihre Familien und das Gesundheitspersonal dar.

1. Merkmale degenerativer Erkrankungen:
   - **Langsame, aber stetige Progression:** Obwohl die Geschwindigkeit des Fortschritts von Krankheit zu Krankheit variiert, ist die Verschlechterung in der Regel unaufhaltsam.
   - **Neurologische Beeinträchtigung:** Diese Krankheiten betreffen häufig das Nervensystem, was zu motorischen, kognitiven, sensorischen oder Verhaltenssymptomen führen kann.
   - **Multifaktorielle Ursachen:** Sie können aus einer Kombination von genetischen, umweltbedingten und metabolischen Faktoren resultieren.

2. Beispiele für degenerative Erkrankungen:
   - **Alzheimer-Krankheit:** Gekennzeichnet durch einen fortschreitenden Verlust des Gedächtnisses und anderer kognitiver Funktionen.
   - **Parkinson-Krankheit:** Manifestiert sich hauptsächlich durch Zittern, Muskelsteifheit und Bradykinesie.
   - **Amyotrophe Lateralsklerose (ALS):** Eine Krankheit, die die motorischen Neuronen beeinträchtigt und zu einer fortschreitenden Lähmung führt.
3. Herausforderungen durch degenerative Erkrankungen:
   - **Frühdiagnose:** Viele dieser Krankheiten haben zunächst keine spezifischen Anzeichen, was eine Frühdiagnose schwierig macht.
   - **Behandlung:** Bis heute gibt es oft keine Heilung für diese Krankheiten, sondern nur eine symptomatische Behandlung.
   - **Emotionale Belastung:** Das unaufhaltsame Fortschreiten der Krankheit kann für die Patienten und ihre Angehörigen verheerend sein.
   - **Pflegebedarf:** Mit dem Fortschreiten der Krankheit kann der Patient mehr Unterstützung benötigen, von häuslicher Hilfe bis hin zur Aufnahme in spezialisierte Einrichtungen.
   - **Wirtschaftliche Kosten:** Die Kosten für Pflege und Behandlung können hoch sein, was das Gesundheitssystem und die Familien belastet.
   - **Forschung:** Obwohl Fortschritte erzielt wurden, ist die Erforschung dieser Krankheiten komplex und erfordert multidisziplinäre Ressourcen und Zusammenarbeit.
   - **Aufklärung:** Es besteht ein ständiger Bedarf an Aufklärung der Öffentlichkeit und der Angehörigen der Gesundheitsberufe über diese Krankheiten, ihre Symptome und die besten Behandlungsmethoden.

4. Umfassende Betreuung:

- **Multidisziplinärer Ansatz:** Die optimale Versorgung der Patienten erfordert häufig die Beteiligung von Neurologen, Physiotherapeuten, Logopäden, Sozialarbeitern und anderen.
- **Psychologische Unterstützung:** Psychologische Unterstützung ist für den Patienten und seine Familie angesichts der emotionalen Herausforderungen, die diese Krankheiten mit sich bringen, von wesentlicher Bedeutung.
- **Die Rehabilitation:** Rehabilitationsprogramme können dazu beitragen, die Selbständigkeit des Patienten so lange wie möglich zu erhalten.

Degenerative Erkrankungen stellen mit ihrem unaufhaltsamen Fortschreiten und ihren tiefgreifenden Auswirkungen auf das tägliche Leben eine enorme Herausforderung dar. Dank medizinischer Innovation, Forschung und multidisziplinärer Betreuung sind jedoch erhebliche Verbesserungen der Lebensqualität der Patienten möglich.

• Spezifische Unterstützung und Pflege

Patienten mit degenerativen Erkrankungen benötigen besondere Aufmerksamkeit und eine auf ihren Zustand abgestimmte Pflege. Die progressive Natur dieser Krankheiten erfordert einen proaktiven Ansatz, der medizinische Versorgung, Rehabilitation und psychosoziale Unterstützung kombiniert.

1. Vollständige Bewertung:

- **Medizinische Beurteilung:** Um das Stadium der Krankheit zu bestimmen, mögliche Komplikationen zu erkennen und die Behandlung anzupassen.

- **Funktionelle Beurteilung:** Zur Beurteilung der Fähigkeiten und Einschränkungen des Patienten bei den Aktivitäten des täglichen Lebens.
- **Psychologische Beurteilung:** Zur Identifizierung von Symptomen wie Depressionen, Angstzuständen oder anderen Stimmungsstörungen.

2. Therapeutische Interventionen:
- **Die Medikation:** Medikamente können bei der Bewältigung einiger Symptome helfen, obwohl ihre Wirksamkeit von Person zu Person unterschiedlich ist.
- **Physikalische Therapie:** Zur Erhaltung der Mobilität, zur Stärkung der Muskeln und zur Vermeidung von Kontrakturen.
- **Beschäftigungstherapie:** Um den Patienten zu helfen, ihre täglichen Aktivitäten anzupassen und ihre Unabhängigkeit so lange wie möglich zu erhalten.
- **Logopädie:** Insbesondere für Patienten mit Sprech- oder Schluckstörungen.

3. Psychosoziale Unterstützung:
- **Einzeltherapie:** Um dem Patienten zu helfen, mit Stress, Angst und krankheitsbedingten Emotionen umzugehen.
- **Selbsthilfegruppen:** Sie bieten einen Raum, in dem Patienten und ihre Familien ihre Erfahrungen austauschen und gegenseitige Unterstützung erhalten können.
- **Familienberatung:** Hilft den Angehörigen, die Krankheit zu verstehen, den damit verbundenen Stress zu bewältigen und die bestmögliche Versorgung zu gewährleisten.

4. Anpassung der Wohnung:
- **Technische Hilfen:** Wie Rollstühle, Pflegebetten, Haltegriffe und andere Hilfsmittel zur Erleichterung der Mobilität.
- Umbau des Hauses: Das Haus zugänglich machen, z.B. durch die Installation von Rampen, die

Verbreiterung von Türen oder den Umbau von Badezimmern.

5. Unterstützung der Kommunikation:
- **Hilfsmittel:** Für Patienten, die Schwierigkeiten beim Sprechen haben, wie z.B. Sprachausgabegeräte.
- **Kommunikationstherapie:** Zur Entwicklung von Strategien und Fähigkeiten, um den Verlust der verbalen Funktionen zu kompensieren.

6. Langfristige Planung:
- **Palliativmedizin:** Zur Behandlung von Schmerzen und anderen unangenehmen Symptomen sowie zur Bereitstellung von emotionaler und spiritueller Unterstützung.
- **Patientenverfügung:** Ermutigung der Patienten, ihre Wünsche bezüglich der zukünftigen Pflege, Wiederbelebung oder anderer medizinischer Maßnahmen zu äußern.

7. Bildung und Ausbildung:
- **Für Patienten:** Ihnen helfen, ihre Krankheit zu verstehen, die verfügbaren Behandlungsmethoden und den Umgang mit den Symptomen.
- **Für Familien und Betreuer:** Vermittlung von Werkzeugen und Strategien, um den Patienten effektiv zu pflegen und gleichzeitig das eigene Wohlbefinden zu erhalten.

Die Behandlung von Patienten mit degenerativen Erkrankungen erfordert einen ganzheitlichen Ansatz, der über die reine medizinische Behandlung hinausgeht. Sie erfordert eine enge Zusammenarbeit zwischen den Patienten, ihren Familien, dem Gesundheitspersonal und anderen Beteiligten, um trotz des Fortschreitens der Krankheit eine optimale Lebensqualität zu gewährleisten.

Kapitel 5

NOTFALLSITUATIONEN IN DER NEUROLOGIE

Erkennen eines neurologischen Notfalls

Einer der grundlegenden Aspekte der Rolle des Krankenpflegers in der Neurologie ist die Fähigkeit, einen neurologischen Notfall schnell zu erkennen. Wenn diese Notfälle nicht sofort behandelt werden, können sie zu dauerhaften Schäden am Gehirn oder an anderen Teilen des Nervensystems führen. Im Folgenden sind die Anzeichen, Symptome und Bedingungen aufgeführt, die ein sofortiges Eingreifen erfordern:

1. Anzeichen eines Schlaganfalls:
Bekannt unter dem Akronym "FAST":
- **F (Face)**: Asymmetrie des Gesichts, z.B. wenn eine Seite des Gesichts nachgibt, wenn die Person gebeten wird, zu lächeln.
- **A (Arms)**: Schwäche oder Taubheit in einem Arm. Wenn sich einer der Arme senkt, wenn die Person gebeten wird, beide Arme zu heben, ist dies ein Warnzeichen.
- **S (Speech)**: Schwierigkeiten beim Sprechen oder unverständliche Sprache.
- **T (Time)**: Es ist entscheidend, bei Verdacht auf einen Schlaganfall schnell zu handeln.

2. Anhaltender epileptischer Anfall:
Jeder Anfall, der länger als 5 Minuten dauert oder aufeinanderfolgende Anfälle, zwischen denen das Bewusstsein nicht wiedererlangt wird.

3. Kopftrauma:
Insbesondere, wenn er mit Bewusstlosigkeit, Erbrechen, starken Kopfschmerzen oder Verhaltensänderungen einhergeht.

4. Plötzlicher oder starker Anstieg des intrakraniellen Drucks:
Symptome wie starke Kopfschmerzen, Übelkeit, Erbrechen, vermindertes Bewusstsein oder eine

Veränderung in der Größe oder Reaktionsfähigkeit der Pupillen.

5. Meningitis:

Symptome wie Fieber, Nackensteifigkeit, Photophobie (Lichtempfindlichkeit), **starke** Kopfschmerzen **und manchmal Hautausschläge.**

6. Guillain-Barré-Syndrom:

Aufsteigende Lähmung, die gewöhnlich in den Füßen und Beinen beginnt und sich zum Oberkörper hinaufzieht, verbunden mit Taubheitsgefühlen oder Schwäche.

7. Kompression des Rückenmarks:

Kann sich als plötzliche Schwäche, Lähmung, Gefühlsverlust oder Blasen- und Darmprobleme äußern.

8. Sehstörungen:

Plötzlicher Sehverlust, Doppelbilder oder starke Augenschmerzen können auf Zustände wie Sehnervenentzündung oder akutes Glaukom hinweisen.

9. Starke Migräne:

Insbesondere wenn sie sich von früheren Episoden unterscheidet oder von fokalen neurologischen Symptomen begleitet wird.

10. Plötzliche Bewusstseinsveränderung:

Dies kann auf eine Vielzahl von Ursachen zurückzuführen sein, von Hypoglykämie (niedriger Blutzuckerspiegel) bis hin zu einem Gehirntumor.

In der Neurologie zählt jede Sekunde. Wenn ein Patient eines der oben genannten Symptome oder Anzeichen aufweist, ist eine sofortige medizinische Versorgung von entscheidender Bedeutung. Krankenpfleger in der Neurologie sind oft die ersten, die diese Anzeichen erkennen und eine schnelle Intervention einleiten, wodurch sie eine entscheidende Rolle bei der Begrenzung potenzieller Schäden und der Maximierung der Ergebnisse für den Patienten spielen.

Pflegeintervention in Notsituationen

Neurologische Notfälle können jederzeit auftreten und erfordern ein schnelles, strukturiertes und koordiniertes Eingreifen des Gesundheitspersonals, einschließlich des Krankenpflegers. Diese schwierigen Situationen erfordern nicht nur klinische Fähigkeiten, sondern auch die Fähigkeit, mit Stress umzugehen und effektiv mit dem medizinischen Team und der Familie des Patienten zu kommunizieren. Im Folgenden wird ein Überblick über die Maßnahmen der Krankenpflege in neurologischen Notfallsituationen gegeben:

1. Erste Bewertung:
   - **ABC (Airway, Breathing, Circulation)** : Sicherstellen, dass die Atemwege frei sind, Atmung und Kreislauf überprüfen.
   - **Messung der Vitalzeichen:** Herzfrequenz, Blutdruck, Atemfrequenz, Sauerstoffsättigung.
   - **Bewusstseinsgrad:** Verwendung der Glasgow-Skala zur Beurteilung des Bewusstseinsgrades.
   - **Schnelle neurologische Untersuchung:** Pupillenreaktivität, Gliedmaßenbewegungen, Reaktionen auf Reize.
2. Warnung und Kommunikation:
   - Informieren Sie sofort den Arzt oder das Notfallteam über den Zustand des Patienten.
   - Verwenden Sie effektive Kommunikationsmethoden wie die SBAR-Methode (Situation, Background, Assessment, Recommendation), um klare und präzise Informationen zu vermitteln.
3. Stabilisierung des Patienten:
   - Lagern Sie den Patienten in einer sicheren Position, z. B. in Seitenlage bei epileptischen Anfällen.
   - Sorgen Sie für eine angemessene Sauerstoffzufuhr, einschließlich der Verabreichung von Sauerstoff, falls erforderlich.

- Bereiten Sie das Material vor, das für eine mögliche Intubation oder andere dringende Eingriffe erforderlich ist.

4. Kontinuierliche Überwachung:
   - Regelmäßige Überwachung der Lebenszeichen und des neurologischen Zustands.
   - Achten Sie auf mögliche Komplikationen wie Hirnödeme, Hernien, Hypoxie etc.
   - Dokumentieren Sie alle Änderungen und Eingriffe.

5. Medikation:
   - Rasche Verabreichung von Medikamenten, die in Notfallsituationen verschrieben werden, wie Antikonvulsiva bei einem epileptischen Anfall.
   - Bereiten Sie die Verabreichungswege vor, wie z.B. das Anlegen eines peripheren venösen Zugangs.

6. Emotionale Unterstützung:
   - Beruhigen Sie den Patienten, auch wenn er bewusstlos ist. Berührungen, Worte und Anwesenheit können beruhigend wirken.
   - Informieren und unterstützen Sie die Familie, indem Sie die Situation und die getroffenen Maßnahmen erläutern.

7. Vorbereitung auf Prüfungen oder Interventionen:
   - Vorbereitung des Patienten für diagnostische Untersuchungen wie MRI, CT, Lumbalpunktion usw.
   - Unterstützung des medizinischen Teams bei Eingriffen wie dem Einführen eines Katheters für die ventrikuläre Drainage.

8. Bildung:
   - Wenn sich die Situation stabilisiert hat, klären Sie den Patienten und seine Familie über das Geschehene, die möglichen Ursachen und die zu ergreifenden Maßnahmen auf.

9. Debriefing nach einem Notfall:
   - Besprechen Sie mit dem Team die Ereignisse, analysieren Sie die Reaktion auf den Notfall und identifizieren Sie Bereiche für Verbesserungen.

Die Intervention in neurologischen Notfallsituationen erfordert ausgeprägte Fähigkeiten, ein schnelles Urteilsvermögen und die Fähigkeit zur Teamarbeit. Das Pflegepersonal spielt eine entscheidende Rolle bei der Früherkennung von Notfallzeichen, der Einleitung von Maßnahmen, der Stabilisierung des Patienten und der emotionalen Unterstützung der Patienten und ihrer Angehörigen.

Zusammenarbeit mit dem medizinischen Team

Im Bereich der Neurologie ist ein multidisziplinärer Ansatz von entscheidender Bedeutung. Neurologische Patienten können eine Reihe von komplexen Symptomen aufweisen, die das Fachwissen verschiedener Gesundheitsberufe erfordern. Der Krankenpfleger für Neurologie ist ein wichtiges Glied in diesem Team. Es folgt eine Analyse der Zusammenarbeit des Krankenpflegers mit dem medizinischen Team der Neurologie:

1. Der Pfleger und der Neurologe:
   - **Kontinuierliche Kommunikation**: Die Pflegekraft übermittelt dem Neurologen die täglichen Beobachtungen, die Veränderungen im Zustand des Patienten und die Reaktionen auf die Behandlungen.
   - **Pflegeplanung**: Das Pflegepersonal spielt eine aktive Rolle bei der Erstellung und Umsetzung des Pflegeplans unter Berücksichtigung der Empfehlungen des Neurologen.
2. Zusammenarbeit mit dem Neurochirurgen:
   - **Präoperative Vorbereitung**: Die Pflegekraft bereitet den Patienten auf die Operation vor, stellt sicher, dass alle notwendigen Tests durchgeführt werden und klärt den Patienten darüber auf, was ihn erwartet.

- **Postoperative Pflege**: Nach der Operation überwacht die Pflegekraft den Patienten genau auf mögliche Komplikationen und stellt sicher, dass die Schmerzen gut behandelt werden.

3. Arbeit mit dem Neuropsychologen:
   - Neuropsychologen beurteilen und behandeln kognitive Defizite. Die Pflegekraft kann wertvolle Informationen über das tägliche Verhalten des Patienten, seine Herausforderungen und seine Fortschritte liefern.

4. Interaktion mit Physiotherapeuten und Ergotherapeuten:
   - Diese Therapeuten arbeiten an der Mobilität, der Kraft und den täglichen Aktivitäten. Der Pfleger koordiniert sich mit ihnen, um sicherzustellen, dass der Patient für die Therapie bereit ist, und um Fortschritte oder Probleme zu besprechen.

5. Zusammenarbeit mit Sprachtherapeuten:
   - Bei Patienten mit Sprach- oder Schluckstörungen arbeitet die Pflegekraft mit dem Logopäden zusammen, teilt Beobachtungen mit und setzt die Empfehlungen zur Lebensmittelsicherheit um.

6. Koordination mit Sozialarbeitern und Psychologen:
   - Diese Fachkräfte helfen den Patienten und ihren Familien bei der Bewältigung von emotionalem Stress, der Planung der Entlassung und dem Zugang zu Ressourcen. Die Pflegekraft informiert sie über die psychosozialen Bedürfnisse des Patienten und seiner Familie.

7. Kommunikation mit Radiologie- und Labortechnikern:
   - Die Krankenschwester stellt sicher, dass die Patienten auf die Untersuchungen vorbereitet werden, dass die Proben korrekt entnommen und weitergeleitet werden und dass die Ergebnisse dem entsprechenden Team mitgeteilt werden.

8. Austausch mit Apothekern:
   - Die Krankenschwester bespricht die Medikamentenpläne der Patienten, mögliche Wechselwirkungen und Nebenwirkungen mit den

Apothekern, um eine sichere und wirksame Anwendung der Medikamente zu gewährleisten.

Die Neurologie ist ein Bereich, in dem die Komplexität der Fälle eine enge Zusammenarbeit zwischen verschiedenen Fachleuten erfordert. Der Krankenpfleger als Dreh- und Angelpunkt der Pflege spielt eine zentrale Rolle bei der Koordination und Kommunikation innerhalb dieses Teams. Diese Zusammenarbeit gewährleistet eine umfassende und individuelle Betreuung des Patienten, wodurch die Ergebnisse optimiert und die Qualität der Pflege verbessert werden.

Kapitel 6

EMOTIONALE HERAUSFORDERUNGEN UND PSYCHOLOGISCH

Verständnis der psychologischen Auswirkungen von neurologischen Erkrankungen

Neurologische Erkrankungen beschränken sich nicht auf körperliche und kognitive Symptome. Sie haben oft einen tiefgreifenden Einfluss auf die geistige und emotionale Gesundheit der Patienten. Um eine ganzheitliche Pflege zu gewährleisten, ist es wichtig, diese psychologischen Auswirkungen zu verstehen und zu behandeln. Im Folgenden finden Sie einen detaillierten Überblick über diese Folgen und deren Bewältigung.

1. Akzeptanz der Diagnose:
   - **Schock und Verleugnung**: Die Erstdiagnose einer neurologischen Erkrankung kann überwältigend sein und zu einer anfänglichen Verleugnung führen.
   - **Ärger und Frustration**: Mit der Realisierung treten oft Ärger und Frustration auf, die mit der Frage "Warum ich?
   - **Verhandlungen**: Manche Menschen versuchen, über ihre Gesundheit zu "verhandeln", in der Hoffnung auf einen Aufschub oder eine Heilung.
   - **Depression**: Traurigkeit, Verzweiflung und ein Gefühl der Isolation können auftreten, wenn Sie das Ausmaß und die Chronizität der Krankheit verstehen.
   - **Akzeptanz**: Mit der Zeit und mit Unterstützung gelingt es vielen Patienten, ihren Zustand zu akzeptieren, obwohl dies kein linearer Prozess ist.
2. Verwaltung der geänderten Identität:
   - **Verlust der Unabhängigkeit**: Körperliche oder kognitive Einschränkungen können die Ausführung täglicher Aufgaben erschweren und die Unabhängigkeit des Patienten beeinträchtigen.

- **Rollenveränderung**: Patienten können das Gefühl haben, dass sie ihre frühere Rolle als Elternteil, Partner oder Berufstätiger nicht mehr erfüllen können.
- **Selbstwertgefühl**: Eine erhöhte Abhängigkeit kann zu einem geringen Selbstwertgefühl und zu Gefühlen der Wertlosigkeit führen.

3. Auswirkungen auf die Beziehungen:
- **Soziale Isolation**: Kommunikationsprobleme, eingeschränkte Mobilität oder die Angst vor Blamage können zu sozialem Rückzug führen.
- **Beziehungsspannungen**: Pflegende Angehörige und Familienmitglieder können ebenfalls gestresst sein, was zu Beziehungsspannungen führt.

4. Angst und Depression:
- **Angst vor dem Fortschreiten** der Krankheit: Die Ungewissheit über den Verlauf der Krankheit kann eine Quelle ständiger Angst sein.
- **Somatische Symptome**: Depressionen können sich auch in körperlichen Symptomen wie Kopfschmerzen oder Schmerzen äußern, die das klinische Bild noch komplizierter machen.

5. Kognitive und emotionale Herausforderungen:
- **Kognitive Frustration**: Schwierigkeiten, sich zu konzentrieren, sich zu erinnern oder Informationen zu verarbeiten, können zu Frustration führen.
- **Emotionale Labilität**: Einige neurologische Erkrankungen können zu schnellen Stimmungsschwankungen oder unangemessenen emotionalen Reaktionen führen.

Verwaltung und Unterstützung:
- **Therapie**: Eine Psychotherapie kann den Patienten helfen, ihre Emotionen zu verarbeiten, Bewältigungsstrategien zu entwickeln und ihre Lebensqualität zu verbessern.
- **Selbsthilfegruppen**: Selbsthilfegruppen bieten eine Plattform, um Erfahrungen auszutauschen und Ratschläge zu erhalten.

- **Medikation**: In einigen Fällen können Medikamente zur Behandlung von Angstzuständen oder Depressionen hilfreich sein.
- **Aufklärung**: Das Verständnis der Krankheit kann helfen, Ängste zu reduzieren und sich kontrollierter zu fühlen.

Neurologische Erkrankungen haben nicht nur einen tiefgreifenden Einfluss auf den Körper, sondern auch auf die Psyche. Als Pflegepersonal ist es von entscheidender Bedeutung, diese psychologischen Auswirkungen zu erkennen und entsprechende Unterstützung anzubieten, um so eine umfassende Betreuung des Patienten zu gewährleisten.

Die Bedeutung des aktiven Zuhörens

Aktives Zuhören ist eine wesentliche Fähigkeit für jeden Angehörigen eines Gesundheitsberufs. In der Neurologie, wo Patienten mit kommunikativen Herausforderungen oder tiefgreifenden Veränderungen in ihrem Leben konfrontiert sein können, ist diese Fähigkeit noch entscheidender. Lassen Sie uns in die Bedeutung des aktiven Zuhörens in diesem besonderen Bereich eintauchen.

1. Humanisierung der Pflege:
- **Anerkennung des Individuums**: Abgesehen von der Diagnose ist jeder Patient eine Person mit einer Geschichte, Emotionen und Sorgen. Aktives Zuhören ermöglicht es, diese Individualität anzuerkennen und zu bestätigen.
- **Würde und Respekt**: Indem sie sich die Zeit nimmt, aufmerksam zuzuhören, verleiht die Krankenschwester dem Patienten Würde und Respekt, die für eine gute therapeutische Beziehung unerlässlich sind.

2. Verbesserung des klinischen Verständnisses:

- **Nuancierte Details**: Durch aktives Zuhören kann die Pflegekraft Nuancen oder Details erfassen, die bei einer einseitigen Kommunikation übersehen werden könnten.
- **Umfassende Beurteilung**: Neurologische Symptome können subtil oder komplex sein. Aktives Zuhören ermöglicht es, sich ein vollständiges Bild von den Herausforderungen des Patienten zu machen.

3. Erleichterung der Kommunikation:

- **Ermutigung zum Sprechen**: Patienten mit neurologischen Erkrankungen können Schwierigkeiten bei der Kommunikation haben. Aktives Zuhören ermutigt den Patienten, sich zu äußern und zu wissen, dass er gehört wird.
- **Klärung**: Durch Spiegeln und Fragen kann die Pflegekraft das Verständnis der geteilten Informationen klären und bestätigen.

4. Vertrauensbildung:

- **Emotionale Sicherheit**: Patienten sind eher bereit, tiefe Sorgen oder Ängste mitzuteilen, wenn sie sich angehört und bestätigt fühlen.
- **Therapeutische Beziehung**: Gegenseitiges Vertrauen ist eine wesentliche Voraussetzung für eine effektive Beziehung zwischen Arzt und Patient. Aktives Zuhören schafft die Grundlage für dieses Vertrauen.

5. Umgang mit Emotionen:

- **Trost**: Für viele Patienten kann die Tatsache, dass ihnen zugehört wird, ein großer Trost bei Ängsten und Sorgen sein.
- **Vertretung der Bedürfnisse des Patienten**: Durch ein tiefgreifendes Verständnis der Sorgen und Bedürfnisse des Patienten ist die Pflegekraft besser in der Lage, sich für angemessene Interventionen oder Pflegemaßnahmen einzusetzen.

6. Bildung und Beratung:
   - **Identifizierung des Informationsbedarfs**: Durch aktives Zuhören kann die Pflegekraft die Bereiche identifizieren, in denen der Patient zusätzliche Informationen oder Klarstellungen benötigt.
   - **Gezielte Anleitung**: Die Beratung oder Aufklärung kann auf die spezifischen Anliegen des Patienten abgestimmt werden, wodurch die Anleitung relevanter und effektiver wird.

Aktives Zuhören ist nicht nur eine kommunikative Fähigkeit, sondern ein grundlegendes Element der Bereitstellung qualitativ hochwertiger Pflege. In der Neurologie, wo die Herausforderungen vielfältig und komplex sind, kann es einen großen Unterschied im Leben eines Patienten machen, wenn man sich die Zeit nimmt, wirklich zuzuhören.

Umgang mit Stress und Burnout

In der Neurologie, wie auch in vielen anderen medizinischen Bereichen, sind die Mitarbeiter des Gesundheitswesens mit besonders anspruchsvollen und intensiven Situationen konfrontiert. Die Komplexität der Fälle, die emotionale Notlage der Patienten und ihrer Familien sowie die Arbeitsbelastung können schnell zu einer Quelle von aufgestautem Stress werden. Wenn dieser Stress nicht angemessen bewältigt wird, kann er zu Burnout führen, einem Zustand der emotionalen, körperlichen und geistigen Erschöpfung.

Die Arbeit in der Neurologie erfordert ein tiefes Wissen, technisches Geschick und die Fähigkeit, in den stürmischen Gewässern der menschlichen Emotionen zu navigieren. Jeden Tag werden Pfleger und Ärzte Zeugen von Siegen und Tragödien, bemerkenswerten Heilungen und unvermeidlichen Niedergängen. Diese Erfahrungen sind zwar zutiefst befriedigend, aber auch eine Quelle emotionaler Spannungen.

Der Schlüssel liegt in der frühzeitigen Erkennung von Anzeichen für Stress und Burnout. Anhaltende Gefühle von Müdigkeit, Zynismus, Distanzierung von den Patienten, vermindertes Einfühlungsvermögen oder ein Gefühl der Ineffizienz bei der Arbeit sind allesamt Alarmsignale. Werden diese Anzeichen ignoriert, kann dies nicht nur zu einer Verschlechterung der Pflegequalität führen, sondern auch zu gesundheitlichen Problemen für den Pfleger selbst.

Die Bewältigung von Stress erfordert sowohl persönliche als auch berufliche Strategien. Auf persönlicher Ebene ist es entscheidend, ein Gleichgewicht zwischen Arbeit und Privatleben zu erhalten. Dies kann bedeuten, sich Zeit für Hobbys, die Familie oder entspannende Aktivitäten wie Meditation oder Sport zu nehmen. Es ist auch wichtig, sich ausgewogen zu ernähren, ausreichend zu schlafen und sich bei Bedarf Unterstützung zu holen, sei es von Angehörigen, Kollegen oder psychologischen Fachkräften.

Auf beruflicher Ebene können das Setzen klarer Grenzen, regelmäßige Pausen und die Teilnahme an Schulungen oder Workshops zum Thema Stressbewältigung hilfreich sein. Der Austausch mit Kollegen, die Teilnahme an Selbsthilfegruppen oder einfach das Teilen von Erfahrungen kann ebenfalls helfen, die Dinge in die richtige Perspektive zu rücken und Strategien zur Bewältigung der täglichen Herausforderungen zu vermitteln.

Vor allem aber sollten wir uns daran erinnern, dass es kein Zeichen von Schwäche ist, um Hilfe zu bitten. In einer Welt, in der Selbstaufopferung oft als Tugend angesehen wird, ist das Erkennen der eigenen Bedürfnisse und Grenzen in der Tat ein Akt der Stärke. Sich um sich selbst zu kümmern ist schließlich ein wichtiger erster Schritt, um sich um andere kümmern zu können.

Die Neurologie mit all ihren Herausforderungen ist auch ein Bereich tiefer Menschlichkeit und Befriedigung. Indem sie sich vor Burnout schützen, können Gesundheitsfachkräfte weiterhin qualitativ hochwertige Pflege für diejenigen anbieten, die sie am meisten benötigen.

Kapitel 7

PHARMAKOLOGIE SPEZIFISCH FÜR DIE NEUROLOGIE

Übersicht über die Medikamente häufig verwendet

In der Neurologie wird eine Vielzahl von Medikamenten zur Behandlung, Steuerung und Linderung der Symptome neurologischer Störungen eingesetzt. Diese Medikamente, die speziell auf das Nervensystem ausgerichtet sind und dort wirken, sind für die Lebensqualität der Patienten von entscheidender Bedeutung.

Erkrankungen des Gehirns und des Nervensystems sind komplex und die verwendeten Medikamente spiegeln diese Komplexität wider. Oftmals kann ein Patient eine Kombination von Medikamenten benötigen, die auf die individuellen Bedürfnisse abgestimmt sind.

1. Antiepileptika: Diese Medikamente werden hauptsächlich zur Behandlung von Epilepsie eingesetzt und helfen, Anfälle zu kontrollieren und zu verhindern. Häufige Beispiele sind Carbamazepin, Valproat, Lamotrigin und Levetiracetam.

2. Dopamin-Modulatoren: Diese Medikamente, die hauptsächlich für die Parkinson-Krankheit verschrieben werden, wirken, indem sie den Dopaminspiegel im Gehirn verändern. Levodopa ist ein klassisches Beispiel und wird häufig mit Carbidopa kombiniert, um seine Wirksamkeit zu erhöhen.

3. Anti-Alzheimer-Medikamente: Sie wirken, indem sie das Fortschreiten der Symptome der Alzheimer-Krankheit verlangsamen. Donepezil, Rivastigmin und Memantin gehören zu den am häufigsten verschriebenen Medikamenten.

4. Antispastika: Bei Patienten mit Multipler Sklerose oder anderen Erkrankungen, die Muskelspasmen verursachen, werden häufig Medikamente wie Baclofen und Tizanidin eingesetzt.

5. Antimigränemittel: Für Menschen mit Migräne gibt es eine Reihe von Medikamenten, darunter Triptane wie

Sumatriptan, die helfen, die Häufigkeit und Schwere der Anfälle zu verringern.

6. Immunsuppressiva: Diese Medikamente, wie Natalizumab und Fingolimod, werden bei der Behandlung von Multipler Sklerose eingesetzt, um die Aktivität des Immunsystems zu modulieren.

7. Antikoagulantien und Thrombozytenaggregationshemmer: Bei Patienten, die einen Schlaganfall erlitten haben oder gefährdet sind, helfen diese Medikamente, die Bildung von Gerinnseln zu verhindern. Aspirin, Clopidogrel und Warfarin sind gängige Beispiele.

8. Neuromodulatoren: Zur Behandlung von Erkrankungen wie Neuropathie oder Fibromyalgie werden häufig Neuromodulatoren wie Gabapentin und Pregabalin verschrieben.

9. Cholinerge Mittel: Sie werden zur Behandlung von Bewegungsstörungen, wie Myasthenia gravis, eingesetzt, indem sie die Aktivität des Neurotransmitters Acetylcholin erhöhen.

10. Medikamente gegen Schwindel: Für Patienten mit Schwindel oder Krankheiten wie der Menière-Krankheit können Medikamente wie Betahistin verschrieben werden.

Das Wissen über diese Medikamente, ihre Nebenwirkungen und Wechselwirkungen ist für jeden in der Neurologie tätigen Arzt von entscheidender Bedeutung. Jedes Medikament hat seine eigenen Besonderheiten und oft ist ein individueller Ansatz erforderlich, um das beste Behandlungsergebnis für den Patienten zu erzielen. Diese Liste ist nur eine Auswahl der häufig verwendeten Medikamente, die die Tiefe und Vielfalt der Behandlungsmöglichkeiten auf dem weiten Gebiet der Neurologie unterstreicht.

Verwaltung, Nebenwirkungen und Interaktionen

In dem komplexen Bereich der Neurologie ist die Beherrschung der Verabreichung von Medikamenten sowie das Wissen um mögliche Nebenwirkungen und Wechselwirkungen von entscheidender Bedeutung für die Sicherheit und Wirksamkeit der Behandlung.

1. Verwaltung :

Die Art und Weise, wie ein Medikament verabreicht wird, kann seine Wirksamkeit beeinflussen. Beispielsweise werden einige Medikamente auf nüchternen Magen eingenommen, während andere mit Nahrung eingenommen werden müssen. Außerdem werden einige neurologische Medikamente oral verabreicht, andere durch Injektion und wieder andere können eine intrathekale (in die Gehirn-Rückenmarks-Flüssigkeit) Verabreichung erfordern.

- **Zum Einnehmen:** Tabletten, Kapseln und Sirup sind die gebräuchlichsten Formen. Es ist wichtig, dass Sie die vorgeschriebenen Dosen und Einnahmezeiten einhalten, um die Wirksamkeit und Sicherheit der Behandlung zu gewährleisten.
- **Injektion:** Einige Medikamente, wie z.B. Immunmodulatoren, können eine Injektion erfordern, die subkutan, intramuskulär oder intravenös verabreicht wird.
- **Andere Wege:** Geräte wie Baclofenpumpen verabreichen das Medikament direkt in die Gehirn-Rückenmarksflüssigkeit.

2. Nebenwirkungen :

Fast alle Medikamente können Nebenwirkungen verursachen. In der Neurologie können diese Nebenwirkungen von leicht bis schwer reichen.

- **Leicht:** Müdigkeit, Schwindel, Magen-Darm-Beschwerden, Kopfschmerzen, Mundtrockenheit.

- **Mäßig:** Zittern, Gewichtszunahme, kognitive Beeinträchtigung, Sehstörungen.
- **Schwer:** Allergische Reaktionen, Atemdepression, Herzprobleme, Hepatotoxizität.

Es ist von entscheidender Bedeutung, dass Pfleger und Ärzte auf diese Nebenwirkungen achten und die Patienten darüber informieren, worauf sie achten müssen.

3. Interaktionen :
Viele neurologische Patienten können mehrere Medikamente einnehmen, was das Risiko von Wechselwirkungen erhöht.

- Medikament-Medikament: **Zum Beispiel** kann die Kombination von Antiepileptika mit bestimmten Antibiotika die Wirksamkeit der Antiepileptika verringern.
- **Arzneimittel-Nahrungsmittel:** Der Verzehr von Grapefruit kann beispielsweise mit bestimmten neurologischen Arzneimitteln interagieren und deren Stoffwechsel beeinflussen.
- **Medikament - Krankheit:** Patienten mit bestimmten Erkrankungen, wie z.B. Nieren- oder Leberversagen, können eine andere oder verstärkte Reaktion auf bestimmte Medikamente haben.

Der Umgang mit Medikamenten in der Neurologie ist eine heikle Aufgabe, die ständige Aufmerksamkeit und umfassende Kenntnisse erfordert. Das Pflegepersonal spielt eine entscheidende Rolle bei der Aufklärung der Patienten, der Überwachung von Nebenwirkungen und der Sicherstellung der korrekten Verabreichung der Medikamente. Eine enge Zusammenarbeit zwischen den Mitgliedern des Pflegeteams ist ebenfalls von entscheidender Bedeutung, um die Sicherheit und das Wohlergehen der Patienten zu gewährleisten.

Die Bedeutung der Medikamentenadhärenz in der Neurologie

In dem dynamischen und komplexen Bereich der Neurologie ist die Einhaltung der Medikation von größter Bedeutung. In diesem Kapitel wird erläutert, warum es so wichtig ist, dass die Patienten ihre Medikamente genau einnehmen und wie das Pflegepersonal eine entscheidende Rolle bei der Förderung der Medikamenteneinnahme spielen kann.

Die Neurologie ist ein Zweig der Medizin, der sich mit der Diagnose und Behandlung von Störungen des Nervensystems befasst, die oft chronisch sind und eine langfristige medikamentöse Behandlung erfordern. In diesem Zusammenhang ist die Einhaltung der Medikation mehr denn je von entscheidender Bedeutung. Sie fördert nicht nur eine bessere Kontrolle der Symptome, sondern kann auch das Fortschreiten der Krankheit verhindern und das Risiko von Komplikationen verringern.

Die Komponenten der Arzneimittel-Adhärenz

1. Verständnis der Krankheit :

Vor allem müssen die Patienten die Natur ihrer Krankheit und den Grund für die verschriebenen Medikamente verstehen. Ein tiefes Verständnis hilft, ein Gefühl der Verantwortung und der aktiven Verantwortung für ihre Gesundheit zu schaffen.

2. Medizinische Routine :

Die Einrichtung einer stabilen Medikamentenroutine ist von entscheidender Bedeutung. Dies kann die Verwendung von Pillenboxen, Alarmen oder Smartphone-Apps beinhalten, die den Patienten daran erinnern, seine Medikamente zu bestimmten Zeiten einzunehmen.

3. Umgang mit Nebenwirkungen :
Nebenwirkungen sind einer der Hauptgründe für die Nicht-Adhärenz. In enger Zusammenarbeit mit den Ärzten kann das Pflegepersonal helfen, die Dosis oder die Art der Medikamente anzupassen, um diese Nebenwirkungen zu minimieren.

Die Rolle des Krankenpflegers
1. Bildung und Information :
Das Pflegepersonal ist dafür verantwortlich, die Patienten über die Bedeutung der Adhärenz zu informieren, indem es ihnen detaillierte Informationen über die Medikamente gibt, einschließlich der korrekten Einnahme und der möglichen Nebenwirkungen.
2. Emotionale Unterstützung :
Das Pflegepersonal muss auch emotionale Unterstützung anbieten, indem es die Patienten ermutigt, ihre Sorgen zu äußern und ihnen hilft, mit Angstzuständen oder Depressionen umzugehen, die mit neurologischen Erkrankungen einhergehen können.
3. Multidisziplinäre Zusammenarbeit :
Das Pflegepersonal muss eng mit dem gesamten medizinischen Team, einschließlich Ärzten, Apothekern und Sozialarbeitern, zusammenarbeiten, um wirksame Strategien für die Einhaltung der Medikation zu entwickeln und umzusetzen.
4. Regelmäßige Überwachung :
Das Pflegepersonal spielt eine entscheidende Rolle bei der regelmäßigen Überwachung der Medikamenteneinnahme, indem es kontinuierlich die Wirksamkeit des Medikamentenregimes bewertet und die Pflegepläne entsprechend anpasst.

Auf der kontinuierlichen Reise, die die Behandlung neurologischer Störungen darstellt, ist die Einhaltung der Medikation ein Leitstern, der die Patienten zu einer besseren Lebensqualität führt. Krankenschwestern und Krankenpfleger sind mit ihrer Kompetenz und ihrem

Mitgefühl eine wichtige Stütze bei der Erreichung dieses Ziels, indem sie den Weg zu einer besseren Gesundheit und einem dauerhaften Wohlbefinden ihrer Patienten ebnen.

Kapitel 8

DIE BEZIEHUNG ZUR FAMILIE UND DIE PFLEGENDEN ANGEHÖRIGEN

Die Rolle der pflegenden Angehörigen verstehen in der Pflege

Die Behandlung eines Patienten mit neurologischen oder anderen chronischen Erkrankungen ist ein facettenreicher Prozess, der sich nicht auf die Beziehung zwischen Patient und Gesundheitsdienstleister beschränkt. Ein oftmals unbekannter, aber wesentlicher Akteur in dieser Gleichung ist der Pflegende. Diese Personen, seien es Familienmitglieder, Freunde oder Fachleute, spielen eine zentrale Rolle bei der täglichen Unterstützung des Patienten.

Die Gesichter des Helfers

Ein pflegender Angehöriger ist nicht immer leicht zu erkennen. Es kann sich um einen Ehepartner handeln, der seinen Partner zu Arztterminen begleitet, um ein Kind, das sich um einen älteren Elternteil kümmert, oder sogar um einen Freund, der einem Angehörigen bei der Einnahme von Medikamenten hilft. In einigen Fällen handelt es sich bei den pflegenden Angehörigen um professionelle Helfer, wie z.B. Pflegehelfer, die häusliche Pflege leisten.

Die vielfältigen Rollen des Helfers

* **Emotionale Unterstützung:** Angesichts der Krankheit können Ungewissheit und Angst überwältigend sein. Der Pfleger bietet ständige emotionale Unterstützung, tröstet den Patienten und hilft ihm, die Herausforderungen zu bewältigen.
* **Tägliche Hilfe:** Für viele Patienten können die täglichen Aufgaben zu einer Herausforderung werden. Der Helfer kann bei der Zubereitung der Mahlzeiten, der Körperpflege, der Fortbewegung und anderen alltäglichen Bedürfnissen helfen.
* **Umgang mit Medikamenten :** Die Pflegeperson stellt sicher, dass die Medikamente richtig und rechtzeitig eingenommen werden und kann auch

helfen, mögliche Nebenwirkungen zu erkennen und zu behandeln.

- **Verbindung mit dem Gesundheitspersonal:** Die Pflegeperson übernimmt häufig die Rolle eines Vermittlers zwischen dem Patienten und seinem medizinischen Team und hilft dabei, Bedenken mitzuteilen, medizinische Anweisungen zu verstehen und Pflegepläne zu befolgen.
- **Logistische Unterstützung:** Dies umfasst die Koordination von Arztterminen, Transport und, falls erforderlich, die Verwaltung der finanziellen oder administrativen Aspekte, die mit der Pflege verbunden sind.

Die Herausforderungen für den Helfer

Pflegeperson zu sein ist keine leichte Aufgabe. Die emotionale und physische Belastung kann groß sein. Sie können sich müde, gestresst oder sogar erschöpft fühlen. Es ist wichtig, ihre Bedürfnisse zu erkennen. Es ist wichtig, dass sie Zugang zu Ressourcen wie Selbsthilfegruppen oder Schulungen haben, die sie in ihrer Rolle unterstützen.

Die Bedeutung von Anerkennung

Die Anerkennung des Wertes der pflegenden Angehörigen im Pflegeprozess ist von entscheidender Bedeutung. Die Angehörigen der Gesundheitsberufe sollten eng mit ihnen zusammenarbeiten und sie als Partner in der Pflege des Patienten betrachten. Eine offene und respektvolle Kommunikation ist von entscheidender Bedeutung.

In der komplexen und oft stürmischen Landschaft der Gesundheitsfürsorge steht der Pflegende wie ein Leuchtturm, der den Weg des Patienten beleuchtet und ihm Sicherheit bietet. Wenn wir ihre Rolle verstehen und wertschätzen, können wir nicht nur den Patienten besser dienen, sondern auch denjenigen, die sie mit so viel Hingabe und Liebe unterstützen.

Effektive Kommunikation mit der Familie

Kommunikation ist eine der Säulen der Pflege, und wenn es um die Behandlung von Patienten mit neurologischen Störungen oder anderen komplexen Erkrankungen geht, endet sie nicht mit der Beziehung zwischen dem Gesundheitspersonal und dem Patienten. Ebenso entscheidend ist die effektive Kommunikation mit der Familie. Die Familie ist oft die wichtigste emotionale und praktische Stütze des Patienten und hat ein großes Interesse an seinem Wohlergehen. Die Art und Weise, wie das Pflegepersonal mit der Familie interagiert, kann den Heilungsprozess sowie das emotionale und psychologische Wohlbefinden aller Beteiligten stark beeinflussen.

In dem großen Ökosystem der Gesundheitsfürsorge nimmt die Familie eine zentrale Stellung ein. Sie ist das Gedächtnis des Patienten, wenn dieser sich nicht äußern kann, sie ist der Hüter seiner Wünsche und Sehnsüchte, sie ist oft diejenige, die mit wachsamen Augen die kleinsten Veränderungen in seinem Zustand beobachtet. Doch sie besteht auch aus Menschen mit ihren eigenen Sorgen, Hoffnungen und Informationsbedürfnissen.

Der Schlüssel zu einer effektiven Kommunikation mit der Familie liegt im Einfühlungsvermögen und im Zuhören. Es reicht nicht aus, nur zu informieren, man muss auch verstehen. Die Familien sind in eine komplexe medizinische Welt eingetaucht, die sie nicht immer verstehen. Jede Maschine, jeder medizinische Begriff und jede neue Behandlung kann einschüchternd wirken. Das Pflegepersonal mit seinem Fachwissen ist dafür verantwortlich, diese Welt für sie zu entschlüsseln, nicht durch extreme Vereinfachung, sondern durch Aufklärung mit Geduld und Mitgefühl.

Es ist auch wichtig, sich daran zu erinnern, dass jede Familie einzigartig ist. Einige brauchen vielleicht mehr Details, um sich einbezogen und beruhigt zu fühlen, während andere sich von zu vielen Informationen überwältigt fühlen. Einige möchten vielleicht aktiv an der Pflege teilnehmen, während andere sich lieber zurückziehen. Die Kunst der Kommunikation liegt in der Fähigkeit, diese individuellen Bedürfnisse zu erkennen und sich entsprechend anzupassen.

Darüber hinaus ist es von grundlegender Bedeutung, der Familie einen Raum zu bieten, in dem sie Fragen stellen, Bedenken äußern oder einfach ihre Gefühle mitteilen kann. Dieser Austausch sollte nicht nur bei Krisen oder wichtigen Entscheidungspunkten stattfinden, sondern während des gesamten Pflegeprozesses gefördert werden.

Letztendlich geht eine effektive Kommunikation mit der Familie über bloße Worte hinaus. Sie beruht auf gegenseitigem Respekt, Verständnis und dem aufrichtigen Wunsch, den Patienten und seine Angehörigen durch das Labyrinth der medizinischen Versorgung zu begleiten. Sie erfordert nicht nur Kompetenz, sondern auch Herz und schlägt eine Brücke zwischen der medizinischen Wissenschaft und der gemeinsamen Menschlichkeit, die uns alle verbindet.

Unterstützung pflegender Angehöriger angesichts der Herausforderungen der neurologischen Erkrankung

Hinter jedem Patienten mit einer neurologischen Erkrankung steht oft eine Konstellation von Helfern - Personen, die Unterstützung, Pflege und Liebe anbieten. Diese Helfer, seien es Eltern, Ehepartner, Freunde oder Fachleute, werden zu einer stillen, aber mächtigen Kraft im

Leben des Patienten. Die Herausforderungen einer neurologischen Erkrankung betreffen jedoch nicht nur den Patienten, sondern prägen auch das Leben dieser Helfer. Die Unterstützung der pflegenden Angehörigen ist ein wesentlicher Schritt zur Gewährleistung einer effektiven Gesamtversorgung.

Eine neurologische Erkrankung mit einem Spektrum an Symptomen, das von körperlichen Schmerzen bis hin zu geistiger Verwirrung reicht, kann nicht nur für den Patienten, sondern auch für den Betreuer ein Berg sein, den es zu erklimmen gilt. Zu sehen, wie ein geliebter Mensch mit der Krankheit kämpft, kann herzzerreißend sein und die Arbeitsbelastung für den Helfer kann erschöpfend sein. Doch so wie die Krankheit Herausforderungen mit sich bringt, bietet sie auch die Möglichkeit, tiefere Beziehungen zu knüpfen, Geduld zu kultivieren und ungeahnte Resilienzreserven zu entdecken.

Druck auf die Pflegeperson verstehen
Pflegende Angehörige spielen zwar eine Schlüsselrolle bei der Unterstützung des Patienten, sind aber gleichzeitig einer Vielzahl von Belastungen ausgesetzt. Es gibt den emotionalen Druck, einen Angehörigen leiden zu sehen, den physischen Druck der täglichen Pflege und den psychologischen Druck, immer "auf dem Sprung" zu sein, Bedürfnisse zu antizipieren und auf Krisen zu reagieren.

Emotionale Unterstützung bieten
Es ist von entscheidender Bedeutung, die emotionalen Auswirkungen zu erkennen, die die Pflege einer Person mit einer neurologischen Erkrankung haben kann. Pflegende Angehörige brauchen Raum, um ihre Gefühle auszudrücken, sei es durch Selbsthilfegruppen, Einzeltherapien oder einfach durch ehrliche Gespräche mit Angehörigen.

Bereitstellung von Ressourcen und Schulungen
Pflegende Angehörige, insbesondere wenn sie neu in dieser Rolle sind, können sich den Anforderungen der

Pflege hilflos gegenüber sehen. Eine Schulung über den Umgang mit bestimmten Symptomen, die Verwendung von Geräten oder die effektive Kommunikation kann ein echter Rettungsanker sein.

Betonung der Bedeutung von Ruhezeiten
Das Burnout der pflegenden Angehörigen ist real. So wie der Patient Pflege braucht, braucht auch der Pflegende Erholung. Es ist wichtig, pflegende Angehörige zu ermutigen, sich Zeit für sich selbst zu nehmen, sei es zum Entspannen, für eine Aktivität, die ihnen Spaß macht, oder einfach zum Ausruhen.

Eine Gemeinschaft gründen
Pflegende Angehörige müssen wissen, dass sie nicht allein sind. Die Verbindung zu einer Gemeinschaft anderer Menschen in ähnlichen Situationen kann ein unschätzbares Unterstützungsnetzwerk bieten. Sie können Ratschläge, Geschichten und Ressourcen austauschen oder einfach nur ein offenes Ohr anbieten.

Sich um diejenigen zu kümmern, die sich um andere kümmern, ist ein wesentlicher Schritt bei der Behandlung neurologischer Erkrankungen. Indem wir diese pflegenden Angehörigen unterstützen, stärken wir die Pflegekette, die jeden Patienten umgibt, und sorgen so für eine bessere Lebensqualität für alle.

Kapitel 9

REHABILITATION UND REHABILITATION IN DER NEUROLOGIE

Grundlegende Prinzipien
der neurologischen Rehabilitation

Die neurologische Rehabilitation ist eine medizinische Disziplin, die darauf abzielt, die Funktionen von Personen mit neurologischen Störungen zu verbessern und wiederherzustellen. Mit Hilfe eines multidisziplinären Ansatzes soll den Patienten geholfen werden, ein optimales Maß an Unabhängigkeit bei ihren täglichen Aktivitäten zu erlangen. Die Grundprinzipien der neurologischen Rehabilitation basieren auf einem umfassenden Verständnis des Nervensystems und seiner Fähigkeit, sich selbst zu reparieren, sich anzupassen und neu zu konfigurieren.

1. Gehirnplastizität
Eines der Grundprinzipien der neurologischen Rehabilitation ist die Plastizität des Gehirns. Dies ist die Fähigkeit des Nervensystems, sich als Reaktion auf Verletzungen zu reorganisieren. Diese Reorganisation kann durch spezifische Therapien stimuliert werden, die die Wiederherstellung verlorener Funktionen fördern.

2. Persönlicher Ansatz
Jeder Mensch ist einzigartig, ebenso wie die neurologischen Verletzungen oder Erkrankungen, die er erleiden kann. Daher muss die Rehabilitation individuell sein und auf den Bedürfnissen, Fähigkeiten und Zielen des Patienten basieren.

3. Frühzeitige Intervention
Eine frühzeitige Behandlung ist häufig mit besseren Ergebnissen verbunden. Ein Beginn der Rehabilitation kurz nach einer Verletzung oder dem Ausbruch einer Krankheit kann die Vorteile der Gehirnplastizität maximieren und sekundäre Komplikationen minimieren.

4. Multidisziplinärer Ansatz
An der neurologischen Rehabilitation ist ein Team von Fachleuten beteiligt, darunter Neurologen,

Physiotherapeuten, Ergotherapeuten, Logopäden, Neuropsychologen und andere Spezialisten. Jedes Mitglied bringt sein Fachwissen ein, um die multidimensionalen Herausforderungen, die mit neurologischen Erkrankungen verbunden sind, zu bewältigen.

5. Bildung und Empowerment

Es ist von entscheidender Bedeutung, dass die Patienten und ihre Familien die Art der Krankheit oder Verletzung und die Ziele der Rehabilitation verstehen. Die Aufklärung stärkt die Autonomie des Patienten und seiner Angehörigen und ermöglicht es ihnen, informierte Entscheidungen zu treffen und aktiv am Genesungsprozess teilzunehmen.

6. Kontinuierliche Neubewertung

Der Rehabilitationsprozess erfordert eine ständige Bewertung und Neubewertung. Wenn der Patient Fortschritte macht, müssen die Ziele und Maßnahmen möglicherweise angepasst werden.

7. Ganzheitlicher Ansatz

Neben den körperlichen Eingriffen ist auch die Behandlung der emotionalen, psychologischen und sozialen Aspekte des Patienten von entscheidender Bedeutung. Heilung und Rehabilitation umfassen den ganzen Menschen.

8. Förderung von Aktivität und Beteiligung

Die Förderung einer aktiven Beteiligung des Patienten am Rehabilitationsprozess stärkt nicht nur die körperliche Erholung, sondern auch das Selbstwertgefühl und das Selbstvertrauen.

9. Angepasste Umgebung

Eine geeignete und stimulierende Umgebung ist von entscheidender Bedeutung. Spezielle Einrichtungen und Ausstattungen können dazu beitragen, die Ergebnisse der Rehabilitation zu maximieren.

10. Soziale Integration

Eines der Hauptziele ist es, den Patienten wieder in die Gesellschaft zu integrieren. Dies kann die Rückkehr zur Arbeit, die Wiederaufnahme von Freizeitaktivitäten oder einfach die Fähigkeit zur sozialen Interaktion bedeuten.

Die neurologische Rehabilitation ist ein Prozess komplex und dynamisch und erfordert eine koordinierte, geduldige und detaillierte Vorgehensweise, um die Funktion wiederherzustellen und die Lebensqualität zu verbessern.

Zusammenarbeit mit Therapeuten (Physiotherapie, Logopädie usw.).

Die Behandlung eines Patienten in der Neurologie beruht nicht nur auf pflegerischer oder medizinischer Versorgung. Sie erfordert einen ganzheitlichen Ansatz, der verschiedene therapeutische Fachrichtungen einbezieht. Die enge Zusammenarbeit zwischen Pflegekräften und Therapeuten wie Physiotherapeuten, Logopäden, Ergotherapeuten und anderen ist entscheidend für eine umfassende und wirksame Rehabilitation. Sehen wir uns an, wie diese Zusammenarbeit im Alltag aussieht und wie sie zu einer optimalen Versorgung des Patienten beiträgt.

1. Offene und regelmäßige Kommunikation
Das Herzstück jeder erfolgreichen Zusammenarbeit ist eine transparente Kommunikation. Pfleger und Therapeuten müssen sich regelmäßig über den Zustand des Patienten, die Behandlungsziele und die erzielten Fortschritte austauschen. Dieser Austausch kann in Form von Teamsitzungen, Notizen in der Krankenakte des Patienten oder informellen Gesprächen erfolgen.

2. Verständnis der Rollen
Jeder Fachmann bringt sein einzigartiges Fachwissen in den Rehabilitationsprozess ein. Die Krankenschwester kann eine umfassende Perspektive auf den Gesundheitszustand des Patienten haben, während der Physiotherapeut sich auf die Mobilität konzentriert, der Logopäde auf das Sprechen und Schlucken und so **weiter. Das Verständnis der jeweiligen Rolle ermöglicht es, den**

Patienten zum richtigen Zeitpunkt an den richtigen Spezialisten zu verweisen.

3. Festlegung von gemeinsamen Zielen

Die Festlegung der Ziele des Patienten ist oft eine gemeinsame Anstrengung. Die Pflegekraft, die den Patienten genau kennt, kann dazu beitragen, in Zusammenarbeit mit den Therapeuten realistische und angemessene Ziele festzulegen.

4. Kreuzunterstützung

Das Pflegepersonal kann die Interventionen der Therapeuten unterstützen, indem es die Patienten an ihre physiotherapeutischen Übungen erinnert, die Sicherheit bei der Ergotherapie überwacht oder bei der Anwendung der in der Logopädie erlernten Techniken behilflich ist. Ebenso können Therapeuten das Pflegepersonal über Veränderungen im Zustand des Patienten informieren, die sie während ihrer Intervention beobachten.

5. Gemeinsame Bildung

Die Weiterbildung ist im medizinischen Bereich von entscheidender Bedeutung. Krankenpfleger und Therapeuten können von gemeinsamen Workshops oder Fortbildungsveranstaltungen profitieren, um die neuesten Techniken, Instrumente und Ansätze in den verschiedenen Bereichen der neurologischen Rehabilitation besser zu verstehen.

6. Koordinierung der Pflege

Um eine Ermüdung des Patienten zu vermeiden und die Ruhezeiten zu optimieren, ist es wichtig, die Maßnahmen zu koordinieren. Beispielsweise sollte vermieden werden, dass eine Logopädie-Sitzung direkt auf eine intensive Physiotherapie-Sitzung folgt.

7. Planung der Entlassung und Nachbereitung

Wenn der Patient bereit ist, die Station oder das Krankenhaus zu verlassen, ist eine enge Zusammenarbeit erforderlich, um einen Pflegeplan für die Zeit nach dem Krankenhausaufenthalt zu erstellen. Dies kann

Empfehlungen für häusliche Therapien, Hilfsmittel oder Änderungen in der Wohnung beinhalten.

Die Zusammenarbeit zwischen Pflegekräften und Therapeuten verbessert nicht nur die Ergebnisse für neurologische Patienten, sondern schafft auch ein harmonischeres und produktiveres Arbeitsumfeld für alle beteiligten Fachleute. Jeder Spezialist spielt eine eigene Note, aber zusammen bilden sie eine Symphonie der Pflege, die die Lebensqualität des Patienten erheblich verbessern kann.

Fallstudien Erfolge in der Rehabilitation

Fallstudien sind ein effektives Mittel, um konkret zu zeigen, wie Theorie und Praxis zusammenwirken, um positive Ergebnisse für die Rehabilitationspatienten zu erzielen. Betrachten wir einige fiktive Beispiele für Erfolge in der neurologischen Rehabilitation:

1. Frau Dubois: Rehabilitation nach Schlaganfall
Ausgangssituation :
Frau Dubois, 68 Jahre, wurde nach einem Schlaganfall, der ihre rechte Körperhälfte lähmte, ins Krankenhaus eingeliefert. Zunächst konnte sie nicht gehen, sprach undeutlich und hatte Schwierigkeiten, einfache Aufgaben wie das Anziehen von Kleidung zu erledigen.
Intervention :
Es wurde ein multidisziplinärer Ansatz gewählt. Die Physiotherapie arbeitete an der Stärkung der Muskeln und der Mobilität. Die Logopädie befasste sich mit Sprach- und Schluckproblemen. Die Ergotherapie half bei der Anpassung der Umgebung und brachte ihm neue Methoden bei, um alltägliche Aufgaben zu erledigen.
Issue :

Nach mehreren Monaten konnte Frau Dubois mit Hilfe eines Stocks wieder fast normal gehen, ihre Sprache verbesserte sich erheblich und sie fand eine gewisse Unabhängigkeit bei ihren täglichen Aktivitäten wieder.

2. Herr Ahmed: Schädeltrauma nach einem Unfall

Ausgangssituation :

Herr Ahmed, 32 Jahre alt, erlitt nach einem Autounfall ein schweres Schädel-Hirn-Trauma. Er hatte Gedächtnisprobleme, Stimmungsschwankungen und Konzentrationsschwierigkeiten.

Intervention :

Ein Neuropsychologe arbeitete mit Herrn Ahmed an seinen kognitiven Problemen, während ein Rehabilitationstherapeut sich mit den motorischen Defiziten befasste. Psychotherapeutische Sitzungen wurden ebenfalls durchgeführt, um die Stimmungsschwankungen und den posttraumatischen Stress zu bewältigen.

Issue :

Im Laufe der Zeit, mit ständiger Unterstützung und gezielter Therapie, erlangte Herr Ahmed einen Großteil seiner kognitiven Fähigkeiten zurück, lernte Techniken, um mit Stress und Emotionen umzugehen, und nahm allmählich seine Arbeit wieder auf.

3. Miss Clara: Multiple Sklerose

Ausgangslage :

Bei der 28-jährigen Clara wurde Multiple Sklerose (MS) diagnostiziert. Sie litt unter Taubheitsgefühlen, Koordinationsproblemen und extremer Müdigkeit.

Intervention :

Die Rehabilitation konzentrierte sich auf die Bewältigung der Müdigkeit, die Verbesserung der Koordination und der Muskelkraft. Es wurden auch Maßnahmen zur Behandlung von Symptomen wie Sehstörungen und Temperaturempfindlichkeit durchgeführt.

Issue :

Obwohl MS eine chronische Krankheit ist, konnte Clara dank der Rehabilitation eine zufriedenstellende Lebensqualität aufrechterhalten. Sie hat ihren Lebensstil angepasst und Ruhephasen eingebaut, arbeitet aber weiterhin und nimmt an sozialen Aktivitäten teil, während sie ihre Symptome erfolgreich bewältigt.

Diese fiktiven Fallstudien veranschaulichen, wie die Rehabilitation, die auf die spezifischen Bedürfnisse jedes einzelnen Patienten zugeschnitten ist, die Lebensqualität erheblich verbessern, verlorene Funktionen wiederherstellen und den Patienten helfen kann, ihre Selbständigkeit auch nach verheerenden medizinischen Ereignissen wiederzuerlangen.

Kapitel 10

ETHIK UND BERUFSETHIK IN DER NEUROLOGIE

Ethische Fragen
spezifisch für die Neurologie

Die Neurologie, an der Schnittstelle von Gehirn, Geist und Körper, ist der Ort wichtiger ethischer Dilemmas. Medizinische und technologische Fortschritte werfen regelmäßig Fragen über die Achtung der Würde, der Rechte und der Wahlmöglichkeiten der Patienten auf. Im Folgenden werden einige der spezifischen ethischen Herausforderungen in der Neurologie aufgeführt:

1. Definition von Leben und Tod:
   • **Vegetativer Zustand und Zustand minimalen Bewusstseins**: Die Feststellung des Bewusstseins eines Patienten kann entscheidende Entscheidungen wie die Aufrechterhaltung oder Beendigung der Pflege beeinflussen. Wie kann man sicher sein, dass eine Person wirklich ohne Bewusstsein oder ohne die Möglichkeit aufzuwachen ist?
   • **Definition des Hirntodes**: Die genaue Definition und die Kriterien für die Feststellung des Hirntodes sind von Land zu Land unterschiedlich und beeinflussen die Entscheidungen über die Organspende oder die Einstellung der Pflege.
2. Patientenautonomie und Entscheidungsfindung:
   • **Informierte Zustimmung**: Im Zusammenhang mit neurologischen Störungen kann es schwierig sein, festzustellen, ob ein Patient in der Lage ist, eine informierte Zustimmung zu einer Behandlung oder einem Eingriff zu geben.
   • **Patienten mit Demenz**: Die Entwicklung der kognitiven Fähigkeiten macht die therapeutische Entscheidungsfindung komplex.
3. Innovative Eingriffe und Behandlungen:
   • **Tiefe Hirnstimulation**: Wird zur Behandlung von Erkrankungen wie der Parkinson-Krankheit eingesetzt und kann die Persönlichkeit oder das Verhalten

verändern. Wer entscheidet, ob die Vorteile die potenziellen Risiken überwiegen?

- **Neuro-Enhancement**: Der Einsatz von Medikamenten oder Interventionen zur Verbesserung oder Steigerung der Gehirnfunktionen bei gesunden Menschen wirft Fragen nach Fairness, sozialem Druck und den Grenzen der "Normalität" auf.

4. Vertraulichkeit und Offenlegung von Informationen:
- Gentests, die das Risiko für neurodegenerative Erkrankungen (wie die Huntington-Krankheit) identifizieren, werfen die Frage auf, ob, wann und wie diese Informationen den Patienten und ihren Familien offengelegt werden sollen.

5. Zuteilung von Ressourcen:
- Wie können Sie bei begrenzten Ressourcen über die Verteilung teurer Behandlungen oder den Zugang zu spezialisierten Interventionen entscheiden?

6. Klinische Forschung:
- Die Durchführung von klinischen Studien bei neurologischen Patienten, insbesondere bei solchen, die nicht einwilligen können, wirft Fragen zur potenziellen Nutzung und zum Nutzen-Risiko der Interventionen auf.

7. Beziehungen zur Industrie:
- Die Zusammenarbeit zwischen Neurologen und der pharmazeutischen oder technologischen Industrie kann zu Interessenkonflikten führen, die möglicherweise die Wahl der Therapie oder die Forschungsrichtung beeinflussen.

Die Neurologie als Disziplin, die sich mit dem komplexesten Organ des menschlichen Körpers befasst, ist naturgemäß mit tiefgreifenden ethischen Dilemmas konfrontiert. Der Umgang mit diesen Herausforderungen erfordert ein multidisziplinäres Denken, das nicht nur Neurologen, sondern auch Patienten, Familien, Ethiker und die Gesellschaft als Ganzes einbezieht.

Patientenrechte und Autonomie

Die Patientenrechte in der Neurologie sind, wie in jedem anderen medizinischen Bereich auch, von grundlegender Bedeutung, um die Würde, den Respekt und die angemessene Versorgung jedes Einzelnen zu gewährleisten. Insbesondere die Autonomie ist eine zentrale Säule dieser Rechte, die sicherstellt, dass die Patienten ihre eigenen medizinischen Entscheidungen treffen können. Lassen Sie uns diese Konzepte genauer untersuchen.

Die Rechte von Patienten

1. Recht auf Information: Jeder Patient hat das Recht auf eine klare und seinem Verständnisniveau entsprechende Information über seinen Gesundheitszustand, die vorgeschlagenen Maßnahmen, ihre Vorteile und ihre potenziellen Risiken.

2. Recht auf informierte Zustimmung: Keine medizinische Handlung oder Forschung darf ohne die freie und informierte Zustimmung des Patienten durchgeführt werden.

3. Recht auf Vertraulichkeit: Alle Informationen über den Patienten, einschließlich seines Gesundheitszustands, seiner Behandlung und seiner Krankengeschichte, müssen vertraulich behandelt werden.

4. Der Patient hat das Recht, seine Krankenakte einzusehen und eine Kopie davon zu erhalten.

5. Jeder Patient hat das Recht, die bestmögliche Pflege zu erhalten, die seinem Gesundheitszustand entspricht und nicht diskriminierend ist.

6. Recht, eine Behandlung zu verweigern: Selbst nachdem ein Patient über die möglichen Folgen informiert wurde, hat er das Recht, eine Behandlung oder einen Eingriff zu verweigern.

7. Recht auf Beschwerde : Wenn ein Patient der Ansicht ist, dass seine Rechte nicht beachtet wurden, hat er das Recht, eine Beschwerde einzureichen.

Die Autonomie des Patienten

Autonomie bezieht sich auf die Fähigkeit, Entscheidungen zu treffen und auf der Grundlage eigener Werte und Überzeugungen zu handeln. Im medizinischen Kontext bedeutet dies, die Wahlmöglichkeiten und Entscheidungen des Patienten zu respektieren, auch wenn sie von dem abweichen, was der Angehörige der Gesundheitsberufe als das "Beste" für den Patienten ansieht.

- **Respekt für die Entscheidungen des Patienten** : Autonomie bedeutet, dass der Patient das letzte Wort über die ihn betreffenden medizinischen Entscheidungen hat, solange er in der Lage ist, die Auswirkungen dieser Entscheidungen zu verstehen.

- **Entscheidungsfähigkeit**: In einigen Fällen, wie z.B. bei schweren neurologischen Störungen, kann die Fähigkeit des Patienten, Entscheidungen zu treffen, beeinträchtigt sein. In solchen Situationen kann es notwendig sein, einen gesetzlichen Vertreter oder eine Vertrauensperson zu benennen, die Entscheidungen im Namen des Patienten trifft.

- **Vorausschauende Pflegeplanung**: Mit einer Patientenverfügung oder einem Patiententestament können Patienten ihre Wünsche bezüglich der Pflege und Behandlung ausdrücken, die sie erhalten (oder nicht erhalten) möchten, wenn sie eines Tages nicht mehr in der Lage sind, zu kommunizieren oder Entscheidungen zu treffen.

- **Aufklärung und Unterstützung**: Um die Autonomie zu gewährleisten, ist es wichtig, die Patienten über ihren Zustand und ihre Behandlungsmöglichkeiten aufzuklären. Ihnen zu helfen, ihre Krankheit zu verstehen, befähigt sie, informierte Entscheidungen zu treffen.

Die Rechte der Patienten und ihre Autonomie sind für die Gewährleistung einer respektvollen und patientenzentrierten medizinischen Versorgung von entscheidender Bedeutung. Im Bereich der Neurologie, mit Zuständen, die die Entscheidungsfähigkeit und die Kognition beeinträchtigen können, sind diese Prinzipien von besonderer Bedeutung und erfordern ständige Aufmerksamkeit und Sensibilität seitens des medizinischen Personals.

Praktische Fälle und häufige ethische Dilemmas

Die Neurologie ist aufgrund ihrer engen Beziehung zum Gehirn und zum Bewusstsein mit einer Reihe komplexer ethischer Dilemmas konfrontiert. Fallbeispiele bieten die Möglichkeit, diese Dilemmata eingehend zu untersuchen, so dass die Angehörigen der Gesundheitsberufe besser in der Lage sind, sich in diesen schwierigen Situationen zurechtzufinden. Es folgen einige Beispiele für Fallbeispiele, gefolgt von den damit verbundenen gängigen ethischen Dilemmas.

Praktische Fälle:
1. Frau Dupont, 78 Jahre alt, fortgeschrittene Alzheimer-Krankheit:
Frau Dupont, die in einer Langzeitpflegeeinrichtung lebt, erkennt ihre Familie nicht mehr. Sie hatte vor zehn Jahren eine Patientenverfügung verfasst, in der sie jede invasive Behandlung ablehnte. Jetzt hat sie eine Infektion, die einen Krankenhausaufenthalt und möglicherweise einen Eingriff erforderlich macht. Sollte ihre Patientenverfügung befolgt werden, auch wenn ihre Familie auf einer Behandlung besteht?
Ethisches Dilemma: Patientenverfügung vs. aktuelle Wünsche der Familie.

2. Herr Bernard, 40 Jahre alt, Kopfverletzung nach einem Unfall:
Nach einem schweren Autounfall befindet sich Herr Bernard im Koma. Die Tests zeigen eine minimale Gehirnaktivität. Seine Frau hofft auf ein Wunder und besteht darauf, dass er weiterhin künstlich beatmet wird. Das medizinische Team ist jedoch der Meinung, dass es kaum eine Chance auf Genesung gibt.
Ethisches Dilemma: Wann soll die Lebensunterstützung entzogen werden? Wer entscheidet?

3. Clara, 16 Jahre, Epilepsie:
Clara, bei der kürzlich Epilepsie diagnostiziert wurde, möchte wie ihre Altersgenossen an allen schulischen und außerschulischen Aktivitäten teilnehmen, einschließlich Schwimmen. Ihr Neurologe ist besorgt über die möglichen Risiken, die mit einem Anfall während des Schwimmens verbunden sind.
Ethisches Dilemma: Patientenautonomie vs. Sicherheit und Wohlbefinden.

Häufige ethische Dilemmas:
1. Die Einstellung der Behandlung:
Unter welchen Umständen ist es angebracht, eine Behandlung abzubrechen, insbesondere wenn dies zum Tod des Patienten führen kann? Wie kann man die Lebensqualität mit der Langlebigkeit in Einklang bringen?

2. Informierte Zustimmung:
Wie kann eine informierte Zustimmung für Patienten mit kognitiven Schwierigkeiten oder verändertem Bewusstsein eingeholt werden?

3. Klinische Forschung:
Wie kann man bei der Arbeit mit Patienten mit neurologischen Störungen sicherstellen, dass sie wirklich in der Lage sind, der Teilnahme an einer klinischen Studie zuzustimmen?

4. Neuroverbesserung:
Inwieweit ist es ethisch vertretbar, neurologische Interventionen zur "Verbesserung" gesunder Menschen anstatt zur Behandlung von Krankheiten einzusetzen?

5. Genetik und Vorhersagen:
Ist es ethisch vertretbar, einem Patienten mitzuteilen, dass er eine genetische Veranlagung für eine neurodegenerative Krankheit hat, für die es keine Behandlung gibt?

Bei der Betrachtung dieser Fälle und Dilemmas wird deutlich, dass die Neurologie, wie viele andere medizinische Fachgebiete auch, mit tiefgreifenden ethischen Fragen konfrontiert ist. Ein multidisziplinärer Ansatz, der die Konsultation von Ethikern, Patienten, Familien und Angehörigen der Gesundheitsberufe einschließt, ist häufig erforderlich, um in diesen komplexen Gewässern zu navigieren.

Kapitel 11

INNOVATIONEN UND FORTSCHRITTE IN DER NEUROLOGIE

Die neuesten Entdeckungen und Forschungen

Das Gebiet der Neurologie entwickelt sich ständig weiter und fast täglich werden neue Entdeckungen und Forschungsergebnisse veröffentlicht. Es ist wichtig zu erwähnen, dass meine letzte Aktualisierung im September 2021 erfolgte. Dennoch finden Sie hier einen Überblick über die wichtigsten Entwicklungen bis zu diesem Zeitpunkt:

1. Neurodegenerative Erkrankungen :
   * **Alzheimer-Krankheit**: Es wurden Fortschritte bei der Identifizierung früher Biomarker der Krankheit erzielt, die eine frühzeitige Diagnose erleichtern. Aducanumab, ein Medikament, das auf Amyloid-Plaques abzielt, wurde von der FDA zugelassen, obwohl es wegen seines unsicheren klinischen Nutzens umstritten bleibt.
   * **Parkinson-Krankheit**: Die Forschung konzentrierte sich auf das Verständnis der Rolle der Alpha-Synuclein-Proteine und auf neue Ziele für die Gentherapie.

2. Neuroinflammation :
Studien haben die potenzielle Rolle von Entzündungen bei verschiedenen neurologischen Erkrankungen, einschließlich Depressionen, aufgezeigt. Behandlungen, die auf die Entzündungswege abzielen, werden derzeit erforscht.

3. Neuroplastizität :
Das Verständnis der Fähigkeit des Gehirns, sich auch im Erwachsenenalter umzugestalten und neue Verbindungen zu schaffen, hat Wege für innovative Therapien eröffnet, insbesondere für Schlaganfallopfer.

4. Epilepsie :
Fortschritte bei den implantierbaren Geräten haben neue Lösungen für Patienten mit refraktärer Epilepsie ermöglicht.

5. Gentherapien :
Gentherapien wurden entwickelt, um bestimmte seltene neurologische Erkrankungen wie die spinale Amyotrophie zu behandeln.

6. Gehirn-Computer-Schnittstellen :
Diese Technologien, die eine direkte Kommunikation zwischen dem Gehirn und externen Geräten ermöglichen, haben Fortschritte gemacht und bieten Hoffnung für Patienten, die gelähmt sind oder an degenerativen Krankheiten leiden.

7. Mikrobiom und Gehirn :
Die Forschung hat Verbindungen zwischen dem Darmmikrobiom und dem Gehirn aufgezeigt, was Wege für potenzielle neue Therapien für Krankheiten wie Multiple Sklerose und Parkinson eröffnet.

8. Kopfverletzungen :
Die Bedeutung der langfristigen Folgen von Kopfverletzungen, insbesondere im Hinblick auf das Risiko von Demenz oder neurodegenerativen Erkrankungen, ist immer deutlicher geworden.

9. Neuroimaging :
Fortgeschrittene Bildgebungsverfahren wie die hochauflösende funktionelle MRT haben es ermöglicht, das Gehirn in Aktion mit beispielloser Genauigkeit darzustellen.

10. Stammzellentherapien :
In klinischen Versuchen wurde das Potenzial von Stammzellen bei der Regeneration von beschädigtem Gewebe, insbesondere bei Rückenmarksverletzungen, untersucht.

Die Fortschritte in der Neurologie vollziehen sich in raschem Tempo. Um auf dem Laufenden zu bleiben, ist es für Fachleute entscheidend, regelmäßig die Veröffentlichungen in den wichtigsten wissenschaftlichen Zeitschriften zu verfolgen, an Konferenzen teilzunehmen und mit Experten auf diesem Gebiet zusammenzuarbeiten.

Die Auswirkungen innovativer Technologien (z.B. Telemedizin, künstliche Intelligenz)

Die Auswirkungen innovativer Technologien in der Neurologie sind beträchtlich und verändern die Art und Weise, wie Pflege geleistet wird und Krankheiten diagnostiziert und behandelt werden. Die Anwendungen der Telemedizin und der künstlichen Intelligenz (KI) sind prominente Beispiele dafür. Lassen Sie uns gemeinsam herausfinden, wie diese Technologien die neurologische Landschaft beeinflussen.

Telemedizin :
Die schnelle Einführung der Telemedizin wurde durch globale Ereignisse, insbesondere die COVID-19-Pandemie, beschleunigt. In der Neurologie war dies besonders vorteilhaft für :

- **Fernkonsultationen**: Patienten mit neurologischen Erkrankungen, insbesondere diejenigen, die in abgelegenen Gebieten leben, können Zugang zu Spezialisten erhalten, ohne reisen zu müssen.
- **Tele-Schlaganfall** : Die Fähigkeit, einen Patienten mit Verdacht auf einen Schlaganfall schnell zu beurteilen und mit spezialisierten Zentren zusammenzuarbeiten, kann den Unterschied in den Ergebnissen für den Patienten ausmachen.

- **Überwachung der Patienten** : Telemedizin ermöglicht die regelmäßige Überwachung von Patienten mit chronischen Krankheiten wie Parkinson oder Epilepsie, ohne dass diese häufig reisen müssen.

Künstliche Intelligenz (KI) :
Die KI mit ihren Fähigkeiten zum maschinellen Lernen bringt eine Revolution in der Diagnose, Behandlung und Forschung in der Neurologie.

- **Neuroimaging**: KI-Algorithmen können subtile Anomalien in Bildern des Gehirns erkennen, manchmal lange bevor sie für das menschliche Auge sichtbar werden. Dies kann für die Frühdiagnose von Krankheiten wie Alzheimer von entscheidender Bedeutung sein.
- **Vorhersage und Personalisierung**: KI kann dabei helfen, vorherzusagen, welcher Patient am besten auf welche Behandlung anspricht, was eine personalisierte Medizin ermöglicht.
- **Anfallserkennung**: Bei Epilepsiepatienten können KI-gestützte Geräte kontinuierlich überwachen und einen drohenden Anfall vorhersagen und so die Chance bieten, vorbeugende Maßnahmen zu ergreifen.
- **Gehirn-Computer-Schnittstellen**: Diese Geräte können in Kombination mit KI dazu beitragen, die Funktion bei gelähmten Personen oder Personen mit anderen neurologischen Defiziten wiederherzustellen.
- **Forschung und klinische Studien**: KI kann große Datensätze schnell nach Mustern oder Korrelationen analysieren und so die Forschung und die Entdeckung neuer Behandlungsmethoden beschleunigen.

Ethische und praktische Implikationen :
Obwohl die Technologie viele Möglichkeiten bietet, bringt sie auch Herausforderungen mit sich. Datenschutz,

Sicherheit und die ethischen Auswirkungen der automatisierten Entscheidungsfindung sind Themen, die sorgfältig behandelt werden müssen.

Die ständige Weiterbildung von Neurologen und medizinischem Fachpersonal ist ebenfalls von entscheidender Bedeutung, um sich an dieses neue technologische Zeitalter anzupassen. Sie müssen nicht nur verstehen, wie diese Werkzeuge effektiv genutzt werden können, sondern auch ihre Grenzen kennen.
Insgesamt verspricht die Konvergenz der Neurologie mit Telemedizin und KI schnelle Fortschritte in der Patientenversorgung und der Forschung. Dieser Übergang muss jedoch mit Vorsicht gehandhabt werden, um die Sicherheit, Ethik und Wirksamkeit der neuen Methoden zu gewährleisten.

Die Neurologie von morgen : Perspektiven und Herausforderungen

Die Neurologie befindet sich, wie viele andere medizinische Bereiche auch, an einem Scheideweg. Rasche technologische Fortschritte, Fortschritte im Verständnis der Mechanismen, die neurologischen Erkrankungen zugrunde liegen, und die Globalisierung des Gesundheitswesens eröffnen spannende Perspektiven, bringen aber auch neue Herausforderungen mit sich. Lassen Sie uns in die Zukunft der Neurologie eintauchen und herausfinden, was uns erwartet.

1. Personalisierte Medizin:
Die Fortschritte in der Genomsequenzierung und Datenanalyse versprechen eine personalisiertere Behandlung. Auf der Grundlage ihrer Genetik, ihres Lebensstils und anderer Faktoren könnten die Behandlungen auf das Individuum zugeschnitten werden,

um die Wirksamkeit zu maximieren und die Nebenwirkungen zu minimieren.

2. Regenerative Therapien:
Stammzellen und Gentherapien bieten die Hoffnung, die Funktion bei neurodegenerativen Erkrankungen und nach traumatischen Verletzungen des Nervensystems wiederherzustellen.

3. Erweiterte Realität und virtuelle Realität:
Diese Technologien könnten die neurologische Rehabilitation verändern, indem sie immersive Simulationen zur Wiederherstellung der motorischen oder kognitiven Funktion nach einem Schlaganfall, einem Schädel-Hirn-Trauma oder anderen Erkrankungen bieten.

4. Implantierbare Geräte:
Neben den tiefen Hirnschrittmachern, die bei der Parkinson-Krankheit eingesetzt werden, könnte es auch Geräte geben, die das Gedächtnis verbessern, das Sehen unterstützen oder andere neurologische Funktionen wiederherstellen.

5. Neuroethik:
Mit all diesen Fortschritten kommt eine neue Reihe von ethischen Fragen auf. Wer hat Zugang zu diesen Behandlungen? Wie gehen wir mit den sensiblen Daten der Patienten um? Und in welchem Ausmaß sollten wir in die natürliche Funktionsweise des menschlichen Gehirns eingreifen?

6. Gesundheitsökonomie:
Wenn die Behandlungen immer ausgefeilter werden, werden sie auch immer teurer. Wie werden die Gesundheitssysteme, die Versicherungsgesellschaften und die Patienten selbst mit diesen Kosten umgehen?

7. Interdisziplinäre Zusammenarbeit:
Die Neurologie kann nicht länger in einer Blase funktionieren. Die Zusammenarbeit mit anderen medizinischen Disziplinen sowie mit Bereichen wie Informatik, Robotik und sogar Sozialwissenschaften wird von entscheidender Bedeutung sein.

8. Bildung und Ausbildung:
Neurologen und andere Angehörige der Gesundheitsberufe müssen ihre Fähigkeiten und Kenntnisse ständig aktualisieren, nicht nur in der Neurologie, sondern auch in Technologie, Ethik und Kommunikation.

9. Umfassender Zugang zur Gesundheitsversorgung:
Der ungleiche Zugang zu neurologischer Versorgung, insbesondere in Ländern mit niedrigem und mittlerem Einkommen, ist ein großes Problem. Wie kann sichergestellt werden, dass die Vorteile der Fortschritte in der Neurologie allen zugute kommen, unabhängig von der Geographie oder dem Wohlstand?

10. Umwelt und Neurologie:
Mit dem Klimawandel und der Sorge um die Umwelt könnten neu auftretende Krankheiten und Herausforderungen für die neurologische Gesundheit entstehen.

Die Neurologie der Zukunft bietet unglaubliche Möglichkeiten, das Leben der Patienten zu verbessern. Jeder Fortschritt bringt jedoch auch eine Reihe von Herausforderungen mit sich. Um diese zu bewältigen, bedarf es einer klaren Vision, einer beispiellosen Zusammenarbeit und einer Verpflichtung zu Ethik und Fairness. Die Neurologie steht vor einer Revolution und wir müssen bereit sein, in den oft unerforschten Gewässern zu navigieren.

Kapitel 12

DIE BEDEUTUNG INTERDISZIPLINÄRE ARBEIT

Zusammenarbeiten
mit anderen medizinischen Fachgebieten

Obwohl die Neurologie auf die Diagnose und Behandlung von Erkrankungen des Nervensystems ausgerichtet ist, funktioniert sie nicht isoliert. Vielmehr erfordert die Behandlung von Patienten in der Neurologie häufig eine enge Zusammenarbeit mit anderen medizinischen Fachgebieten, um eine umfassende und ganzheitliche Pflege zu bieten. Lassen Sie uns besprechen, wie diese Zusammenarbeit im Alltag eines Neurologen aussieht und warum sie für eine optimale Versorgung von entscheidender Bedeutung ist.

Kardiologie:
Herz-Kreislauf-Erkrankungen haben direkte Auswirkungen auf die neurologische Gesundheit. Ein Patient, der einen Schlaganfall erlitten hat, muss beispielsweise mit einem Kardiologen zusammenarbeiten, um Risikofaktoren wie Arrhythmie oder Bluthochdruck zu behandeln, die zum Schlaganfall beigetragen haben könnten.

Psychiatrie:
Neurologische Erkrankungen können oftmals psychiatrische Manifestationen haben. Beispielsweise sind Depressionen bei Patienten mit der Parkinson-Krankheit weit verbreitet. Eine Zusammenarbeit mit der Psychiatrie kann bei der Diagnose und Behandlung dieser Symptome helfen.

Neurochirurgie:
Einige Erkrankungen, wie Hirntumore oder Aneurysmen, können einen chirurgischen Eingriff erfordern. Neurologen arbeiten oft Hand in Hand mit Neurochirurgen, um die besten Optionen für den Patienten zu besprechen.

Radiologie:
Neuroimaging ist für die Diagnose vieler neurologischer Erkrankungen von grundlegender Bedeutung. Neurologen arbeiten mit Radiologen zusammen, um MRT-, CT-, PET- und andere Bilder zu interpretieren.

Rheumatologie:
Autoimmunerkrankungen wie Multiple Sklerose überschneiden sich oft mit der Rheumatologie und der Neurologie. Ein gemeinsames Management kann für die Patienten von Vorteil sein.

Endokrinologie:
Hormonelle Ungleichgewichte können neurologische Erkrankungen beeinflussen oder nachahmen. Schilddrüsenstörungen können z.B. Neuropathien oder Myopathien verursachen.

Medizinische Genetik:
Viele neurologische Erkrankungen haben eine genetische Komponente. Die Zusammenarbeit mit medizinischen Genetikern kann helfen, Risiken zu erkennen, Patienten zu beraten und die Behandlung zu lenken.

Rehabilitation und Wiedereingliederung:
Nach Ereignissen wie einem Schlaganfall oder traumatischen Hirnverletzungen benötigen Patienten möglicherweise Physiotherapie, Ergotherapie oder Logopädie, um ihre Funktionen wiederzuerlangen. Die Neurologen arbeiten eng mit diesen Fachleuten zusammen, um eine optimale Genesung zu gewährleisten.

Gerontologie:
Mit zunehmendem Alter werden neurodegenerative Erkrankungen wie Alzheimer häufiger. Die Zusammenarbeit mit Gerontologen kann helfen, die besonderen Herausforderungen älterer Patienten zu bewältigen.

Interdisziplinäre Zusammenarbeit ermöglicht eine umfassende Behandlung, bei der jeder Spezialist sein einzigartiges Fachwissen einbringt, um dem Patienten die bestmögliche Versorgung zu bieten. Dies erfordert eine offene Kommunikation, den Respekt für die Beiträge jedes Einzelnen und den ständigen Willen, den Patienten in den Mittelpunkt zu stellen. In der komplexen medizinischen Landschaft von heute ist Teamarbeit entscheidender denn je.

Die Komplementarität der Rollen innerhalb des Teams

Die Behandlung eines Patienten, insbesondere in einem so komplexen Bereich wie der Neurologie, ist bei weitem nicht die Leistung einer einzelnen Person. Stattdessen erfordert sie eine reibungslose und komplementäre Koordination zwischen verschiedenen Gesundheitsfachleuten. Jedes Teammitglied spielt eine eigene Rolle und es ist die Synergie ihrer Fähigkeiten, die eine umfassende Behandlung des Patienten gewährleistet. Wir wollen untersuchen, wie sich diese Rollen in einem neurologischen Team ergänzen.

1. Neurologen:
Sie sind oft die "Dirigenten", die neurologische Erkrankungen diagnostizieren, Behandlungspläne vorschlagen und die gesamte Betreuung des Patienten überwachen.

2. Krankenpfleger mit Spezialisierung auf Neurologie:
Sie sind oft die ersten Ansprechpartner, wenn sich der Zustand des Patienten ändert. Sie verabreichen Medikamente, überwachen die Vitalzeichen, schulen die Patienten und ihre Familien und dienen als Brücke zwischen dem Patienten und dem Neurologen.

3. Neurochirurgen:
Sie werden eingesetzt, wenn eine chirurgische Behandlung erforderlich ist, sei es zur Entfernung eines Tumors, zur Behandlung eines Aneurysmas oder zur Implantation eines Geräts.

4. Radiologen:
Sie sind für die Bildgebung des Gehirns und der Wirbelsäule unerlässlich und liefern detaillierte Bildinterpretationen, die bei der Diagnose und Behandlung hilfreich sind.

5. Physiotherapeuten:
Sie arbeiten mit den Patienten zusammen, um die Mobilität zu verbessern, die Muskeln zu stärken und die Funktionen wiederherzustellen, die durch eine neurologische Erkrankung verloren gegangen sind.

6. Orthophonisten:
Entscheidend für Patienten mit Sprach- oder Schluckproblemen, oft nach einem Schlaganfall.

7. Ergotherapeuten:
Sie helfen den Patienten, ihre Selbständigkeit bei den täglichen Aktivitäten wiederzuerlangen, sei es beim Anziehen, Kochen oder bei der Arbeit.

8. Psychologen und Psychiater:
Sie befassen sich mit den emotionalen und mentalen Aspekten neurologischer Erkrankungen und bieten Unterstützung, Bewältigungsstrategien und, falls erforderlich, eine Behandlung an.

9. Sozialarbeiter:
Sie helfen bei der Bewältigung nichtmedizinischer Herausforderungen, wie der Planung der Entlassung, der Zugänglichkeit der Wohnung und finanziellen Fragen.

10. Apotheker:
Sie beraten über die Verabreichung von Medikamenten, mögliche Wechselwirkungen und Nebenwirkungen.

11. Ernährungswissenschaftler:
Einige neurologische Erkrankungen können eine Anpassung der Ernährung oder spezielle Diäten erfordern. Ernährungswissenschaftler leiten diese Änderungen an, um eine optimale Gesundheit zu gewährleisten.

Die Schönheit liegt in der Art und Weise, wie diese Rollen ineinandergreifen und sich ergänzen. Wenn sich ein Patient beispielsweise von einem Schlaganfall erholt, benötigt er einen Neurologen für die medizinische Behandlung, einen Physiotherapeuten für die Wiederherstellung der Mobilität, einen Logopäden, der ihm hilft, wieder zu sprechen, und einen Sozialarbeiter für die Organisation der häuslichen Pflege.

Diese Komplementarität gewährleistet, dass jeder Aspekt des Wohlbefindens des Patienten berücksichtigt wird. Sie spiegelt eine ganzheitliche Sicht der Gesundheit wider, bei der der Patient in seiner Gesamtheit betrachtet wird und nicht nur durch das Prisma seiner Krankheit. Es handelt sich um einen wirklich patientenorientierten Ansatz, bei dem das Ziel nicht nur die Behandlung einer Krankheit ist, sondern die Wiederherstellung der Lebensqualität.

Die Vorteile eines ganzheitlichen Ansatzes in der Gesundheitsversorgung

Der ganzheitliche Ansatz in der medizinischen Versorgung entstand aus der Erkenntnis, dass Menschen nicht einfach nur eine Ansammlung von Symptomen und Krankheiten sind, sondern komplexe, miteinander verbundene

Einheiten, die Aufmerksamkeit in all ihren Facetten erfordern, um wirklich behandelt werden zu können. Dieser Ansatz ist keineswegs nur ein philosophisches Konzept, sondern bietet greifbare Vorteile für die Behandlung von Patienten, insbesondere in so sensiblen Bereichen wie der Neurologie. Lassen Sie uns gemeinsam diese Vorteile herausarbeiten.

1. Individuelle Pflege:
Jeder Mensch ist einzigartig, mit seiner eigenen Vorgeschichte, seiner eigenen Umgebung und seinen eigenen Lebenserfahrungen. Der ganzheitliche Ansatz erkennt diese Einzigartigkeit an und passt die Behandlung entsprechend an, um sicherzustellen, dass jeder Patient die Behandlung erhält, die für ihn am besten geeignet ist.

2. Berücksichtigung des emotionalen und mentalen Wohlbefindens:
Wenn man sich nur auf das physische medizinische Problem konzentriert, kann man die emotionale und mentale Notlage übersehen. Ein ganzheitlicher Ansatz stellt sicher, dass auch diese Aspekte angesprochen werden, was einen tiefgreifenden Einfluss auf die Genesung und die Lebensqualität haben kann.

3. Förderung der Prävention:
Anstatt sich nur auf die Behandlung bestehender Krankheiten zu konzentrieren, betont der ganzheitliche Ansatz auch die Bedeutung der Prävention, indem er Elemente wie Lebensstil, Ernährung und Stressbewältigung anspricht.

4. Integration der Komplementärmedizin:
Viele Patienten finden Linderung oder Unterstützung durch ergänzende Therapien wie Akupunktur, Meditation oder Phytotherapie. Der ganzheitliche Ansatz erkennt diese Therapien an und integriert sie, wenn dies als vorteilhaft erachtet wird.

5. Verbesserung der Beziehung zwischen Patient und Pflegekraft:
Durch das Bemühen, den Patienten in seiner Gesamtheit zu verstehen, entsteht oft eine tiefere und bedeutungsvollere Beziehung zwischen Patient und Pflegekraft. Dies kann die Kommunikation verbessern, das Vertrauen stärken und letztendlich die Ergebnisse der Pflege verbessern.

6. Umgang mit komplexen Symptomen:
Einige Symptome lassen sich nicht ohne weiteres durch eine einzige physische Ursache erklären. Eine ganzheitliche Sichtweise kann helfen, zugrunde liegende oder miteinander verbundene Ursachen zu identifizieren und zu behandeln, die bei einem eher reduzierenden Ansatz übersehen werden könnten.

7. Stärkung der Patientenautonomie:
Der ganzheitliche Ansatz ermutigt die Patienten häufig, eine aktive Rolle bei ihrer eigenen Genesung zu übernehmen, indem sie aufgeklärt und in die therapeutischen Entscheidungen einbezogen werden.

8. Reduzierung von Wiederaufnahmen und Komplikationen:
Indem die Ursachen angegangen und verschiedene Behandlungsmodalitäten integriert werden, kann der ganzheitliche Ansatz die Wahrscheinlichkeit eines Rückfalls oder weiterer Komplikationen verringern.

9. Höhere Zufriedenheit der Patienten:
Patienten, die sich in allen Dimensionen ihres Seins angehört, verstanden und betreut fühlen, neigen dazu, mit ihrer Pflege zufriedener zu sein.

Letztendlich spiegelt der holistische Ansatz eine erweiterte Sicht von Gesundheit wider, die anerkennt, dass unser Wohlbefinden das Produkt einer Vielzahl von miteinander verbundenen Faktoren ist. Wenn diese Sichtweise in die medizinische Praxis integriert wird, besteht die Hoffnung, dass nicht nur Krankheiten behandelt, sondern auch eine echte und dauerhafte Gesundheit gefördert werden kann.

Kapitel 13

GESUNDHEIT UND WOHLBEFINDEN DES KRANKENPFLEGERS IN DER NEUROLOGIE

Erkennen Sie
und Burnout zu verhindern

Burnout, oft auch als "Ausbrennen" bezeichnet, ist ein Syndrom, das aus chronischem Stress am Arbeitsplatz resultiert, der nicht angemessen bewältigt wurde. Es ist besonders in den Gesundheitsberufen verbreitet, wo die Arbeitnehmer häufig mit emotional belastenden Situationen, langen und unregelmäßigen Arbeitszeiten und dem ständigen Druck, eine qualitativ hochwertige Pflege zu leisten, konfrontiert sind. Die Erkennung früher Anzeichen und die Einführung von Präventivmaßnahmen sind entscheidend, um das Wohlbefinden des Pflegepersonals und die Qualität der Patientenversorgung zu gewährleisten.

Erkennen Sie die Anzeichen von Burnout:
- **Emotionale Erschöpfung**: Das Gefühl, leer zu sein, erschöpft von der Arbeit, ohne Energie oder Enthusiasmus, um einen neuen Tag zu beginnen.
- **Depersonalisierung**: Die Entwicklung eines Gefühls der Distanz oder des Zynismus gegenüber der Arbeit, den Kollegen oder den Patienten.
- **Verringertes** Gefühl der **Selbstverwirklichung**: Das Gefühl, dass das, was man tut, nicht wichtig ist oder keinen Wert hat, oder die Wahrnehmung, dass die beruflichen Fähigkeiten abnehmen.
- **Körperliche Symptome**: Schlafstörungen, Kopfschmerzen, Verdauungsstörungen, Muskelschmerzen und erhöhte Anfälligkeit für Krankheiten.
- **Stimmungsschwankungen**: Reizbarkeit, Traurigkeit, Apathie oder sogar depressive Symptome.
- **Rückzug**: Vermindertes soziales oder berufliches Engagement, Vermeidung von Verantwortung oder erhöhte Fehlzeiten am Arbeitsplatz.

Präventive Maßnahmen gegen Burnout:

- **Work-Life-Balance**: Förderung und Einhaltung eines Gleichgewichts zwischen der Arbeitszeit und der persönlichen Zeit, das Erholung und Entspannung ermöglicht.
- **Soziale Unterstützung**: Schaffung eines Arbeitsumfelds, in dem Kollegen sich gegenseitig unterstützen, Erfahrungen austauschen und Trost in der Kameradschaft finden.
- **Supervision und Mentoring**: Für neue Mitarbeiter oder diejenigen, die vor neuen Herausforderungen stehen, kann ein Mentor oder eine regelmäßige Supervision bei der Bewältigung der beruflichen Herausforderungen hilfreich sein.
- **Schulung in Stressbewältigung**: Dies kann Entspannungstechniken, Meditation oder sogar Praktiken wie Yoga oder Tai Chi umfassen.
- **Anerkennung und Wertschätzung**: Sich in seiner Rolle wertgeschätzt und geschätzt zu fühlen, kann einen großen Unterschied in der Wahrnehmung der Arbeit machen.
- **Möglichkeit des Feedbacks**: Bereitstellung von Kanälen, in denen die Mitarbeiter ihre Bedenken, Vorschläge oder Frustrationen äußern können.
- **Begrenzung von Überstunden**: Sorgen Sie dafür, dass das Personal nicht ständig überlastet ist und stellen Sie sicher, dass es zwischen den Schichten genügend Erholungszeit gibt.
- **Ressourcen für psychische Gesundheit**: Bereitstellung von Zugang zu Beratungsdiensten oder Unterstützungsprogrammen für psychische Gesundheit für das Personal.
- **Weiterbildung**: Investieren Sie in die Weiterbildung des Personals, damit es sich kompetent und auf dem neuesten Stand fühlt.
- **Pausen einlegen**: Regelmäßige Pausen während des Tages, um sich zu entspannen, frische Luft zu

schnappen oder einfach für ein paar Minuten abzuschalten, können belebend wirken.

Die Erkennung und Vermeidung von Burnout ist nicht nur für das Wohlbefinden der Angehörigen der Gesundheitsberufe, sondern auch für die Gewährleistung einer optimalen Patientenversorgung von entscheidender Bedeutung. Eine erschöpfte Pflegekraft ist weniger effizient, fehleranfälliger und kann potenziell die Qualität der Pflege beeinträchtigen. Eine Investition in das Wohlbefinden des Pflegepersonals ist auch eine Investition in die Gesundheit und das Wohlbefinden der Patienten, die sie versorgen.

Strategien zur Stressbewältigung

Stressmanagement ist ein Schlüsselelement für die Gewährleistung des geistigen und körperlichen Wohlbefindens von Pflegekräften, insbesondere in dem anspruchsvollen Bereich der Neurologie. Unkontrollierter Stress kann zu verminderter Leistung, erhöhter Fehleranfälligkeit und langfristig zu chronischen Gesundheitsproblemen führen. Die Einführung effektiver Stressbewältigungsstrategien ist daher für die Gesundheit des Pflegepersonals und die Qualität der Patientenversorgung von entscheidender Bedeutung.

Kognitive und verhaltensorientierte Methoden:
- **Erkennen der eigenen Stresssignale**: Nehmen Sie sich die Zeit, sich regelmäßig selbst zu beurteilen, um die ersten Anzeichen von Stress zu erkennen. Dies ermöglicht es, Maßnahmen zu ergreifen, bevor der Stress überwältigend wird.
- **Überprüfung der Erwartungen** : Bemühen Sie sich, realistische Erwartungen an sich selbst und andere zu stellen, vermeiden Sie Perfektion um jeden Preis.

- **Zeitmanagement**: Organisieren Sie Aufgaben und setzen Sie Prioritäten, um zu vermeiden, dass Sie sich überfordert fühlen. Erstellen Sie Listen, setzen Sie Prioritäten und delegieren Sie, wenn möglich.
- **Reflexion und Infragestellung negativer Gedanken**: Wenn Sie sich bei negativen Gedanken ertappen, ist es wichtig, diese Gedanken herauszufordern und sie durch positive Affirmationen zu ersetzen.

Entspannungstechniken:
- **Tiefe Atmung**: Die einfache Handlung, mehrere tiefe Atemzüge zu machen, kann helfen, das Gefühl der Angst zu reduzieren.
- **Meditation und Achtsamkeit**: Diese Techniken helfen, sich auf den gegenwärtigen Moment zu konzentrieren, aufdringliche Gedanken zu reduzieren und sich zu entspannen.
- **Visualisierungstechniken**: Die Vorstellung eines beruhigenden Ortes oder einer beruhigenden Situation kann helfen, sich geistig zu entspannen.
- **Dehnungsübungen**: Selbst einige einfache Dehnungsübungen können helfen, die Muskelspannung zu lösen.

Lebensgewohnheiten:
- **Regelmäßige körperliche Betätigung**: Körperliche Betätigung setzt Endorphine frei, Gehirnchemikalien, die als natürliche Schmerzmittel wirken.
- **Ausgewogene Ernährung**: Eine gesunde Ernährung kann helfen, die Stimmung zu regulieren und die Widerstandsfähigkeit gegen Stress zu stärken.
- **Ausreichend Schlaf** : Schlaf ist wichtig für die körperliche und geistige Erholung.
- **Begrenzen Sie den Konsum von Koffein und Zucker**: Diese Stimulanzien können die Angst verstärken.

Soziale und emotionale Unterstützung:

- **Mit einer Vertrauensperson sprechen**: Das Gespräch über Ihre Sorgen mit einem Kollegen, Freund, Familienmitglied oder Fachmann kann helfen, die Dinge in die richtige Perspektive zu rücken.
- **Teilnahme an Selbsthilfegruppen**: Manchmal kann es hilfreich sein, seine Erfahrungen mit anderen Personen in der gleichen Situation zu teilen.
- **Freizeit**: Zeit für Aktivitäten zu finden, die man liebt, kann eine Sauerstoffzufuhr sein.
- **Urlaub**: Selbst eine kurze Pause von der Arbeit kann helfen, sich zu erholen.
- **Sitzungen mit einem Therapeuten oder Berater**: Für manche kann das Gespräch mit einem Fachmann zusätzliche Werkzeuge und Strategien zur Stressbewältigung bieten.

Stress ist eine natürliche Reaktion auf die Herausforderungen und Belastungen des täglichen Lebens, aber seine effektive Bewältigung ist für die Gesundheit und das Wohlbefinden von entscheidender Bedeutung. Jeder Mensch ist anders, und was für eine Person funktioniert, kann für eine andere nicht funktionieren. Daher ist es wichtig, mit verschiedenen Strategien zu experimentieren, um herauszufinden, welche für einen selbst am effektivsten sind.

Gleichgewicht Berufs- und Privatleben

Die Vereinbarkeit von Beruf und Privatleben ist für viele Berufstätige ein wichtiges Anliegen, insbesondere in anspruchsvollen Bereichen wie der Neurologie. Dies ist nicht nur eine Frage des persönlichen Wohlbefindens, obwohl dies von entscheidender Bedeutung ist, sondern auch eine Frage der Qualität der Patientenversorgung. Ein erschöpfter, überarbeiteter oder emotional erschöpfter Pfleger kann nicht die bestmögliche Pflege bieten.

Warum ist das Gleichgewicht so wichtig?
In der Neurologie, wie auch in vielen anderen Bereichen der Medizin, können die Tage lang, die Fälle komplex und die Emotionen hoch sein. Es ist schmerzhaft, einen Patienten leiden zu sehen, der Stress unvorhergesehener Notfälle, der Druck, mit den neuesten Forschungen und Techniken Schritt zu halten, und viele andere Faktoren, die diesen Beruf besonders anstrengend machen können.

Auch außerhalb des Krankenhauses oder der Klinik geht das Leben weiter. Krankenpfleger haben Familien, Freunde, Leidenschaften und Hobbys, die ebenfalls ihre Aufmerksamkeit und Energie erfordern. Wenn man einen dieser Aspekte des Lebens zugunsten des anderen ignoriert, kann dies zu Sinnverlust, Missgunst, Erschöpfung oder sogar zu psychischen Problemen führen.

Finden Sie das Gleichgewicht:
- **Prioritäten setzen**: Es ist wichtig, die wirklich wichtigen Dinge in Ihrem Leben zu bestimmen und diesen Prioritäten Zeit zu widmen. Dies kann bedeuten, Überstunden abzulehnen, Aufgaben zu delegieren oder bei Bedarf um Hilfe zu bitten.
- **Grenzen setzen**: Es ist entscheidend, klar zu definieren, was man bereit ist, bei der Arbeit zu akzeptieren und was nicht. Dies könnte bedeuten, dass Sie geschäftliche E-Mails zu Hause nicht beantworten oder während des Arbeitstages regelmäßig Pausen machen.
- Selbstfürsorge: Selbstfürsorge ist kein Luxus, sondern eine Notwendigkeit. Das kann Bewegung, Meditation, Lesen oder eine andere Aktivität bedeuten, die die Batterien auflädt.
- **Um Hilfe bitten**: Manchmal kann es trotz aller Bemühungen schwierig sein, das Gleichgewicht zu

halten. In solchen Momenten ist es wichtig, Unterstützung zu suchen, sei es von Kollegen, Mentoren, Therapeuten oder Coaches.

- **Flexibilität zeigen**: Das Leben ändert sich und damit auch die Bedürfnisse und Prioritäten des Einzelnen. Es ist wichtig, dass Sie Ihre Work-Life-Balance regelmäßig überprüfen und anpassen, um diese Veränderungen widerzuspiegeln.

Das Gleichgewicht zwischen Berufs- und Privatleben zu finden ist nicht immer einfach, insbesondere in einem so anspruchsvollen Bereich wie der Neurologie. Mit Nachdenken, Unterstützung und ständiger Aufmerksamkeit für die eigenen Bedürfnisse und Prioritäten ist es jedoch möglich, ein Gleichgewicht zu finden, das sowohl für Sie als auch für Ihre Patienten funktioniert.

Kapitel 14

BERUFLICHE ENTWICKLUNG UND ENTWICKLUNG VON FÄHIGKEITEN

Weiterbildung in der Neurologie

Weiterbildung in der Neurologie
Die Medizin entwickelt sich in ihrem unaufhörlichen Streben nach Verständnis und Verbesserung ständig weiter. In der Neurologie, wo eines der komplexesten Systeme des menschlichen Körpers erforscht wird, ist diese Entwicklung umso schneller und tiefgreifender. Vor diesem Hintergrund ist eine kontinuierliche Fortbildung nicht nur empfehlenswert, sondern für jeden Fachmann und insbesondere für Krankenpfleger, die auf Neurologie spezialisiert sind, unerlässlich.

Die Notwendigkeit der Aktualisierung
Die Neurologie ist, wie viele andere medizinische Disziplinen, durch eine Fülle von Forschungen und Entdeckungen gekennzeichnet. Ob es sich um neue Bildgebungstechniken, Fortschritte bei der Behandlung neurodegenerativer Erkrankungen oder die Enthüllung der Geheimnisse der Kognition handelt, das Feld wird ständig erweitert. Auf dem Laufenden zu bleiben bedeutet für die Krankenschwester, dass sie die bestmögliche Pflege anbieten kann, indem sie die fortschrittlichsten Techniken und die wirksamsten Behandlungen anwendet.

Die Modalitäten der beruflichen Weiterbildung
- **Seminare und Konferenzen**: Diese Treffen bieten nicht nur Gelegenheit zum Lernen, sondern auch zur Diskussion und zum Erfahrungsaustausch mit Gleichgesinnten und Experten auf dem Gebiet.
- **Veröffentlichungen in Fachzeitschriften**: Neurologische Zeitschriften und Journale sind unschätzbare Quellen für Informationen über die neuesten Forschungen und Entdeckungen.
- **Praktische Workshops**: Diese Sitzungen ermöglichen es dem Pflegepersonal, sich mit neuen Techniken oder Geräten vertraut zu machen.

- **E-Learning**: Mit dem Aufkommen der digitalen Technologien sind viele Online-Lernmodule verfügbar, die ein flexibles Lernen ermöglichen.
- **Spezialisierte** Zertifizierungen: Eine Zertifizierung in einem Unterbereich der Neurologie kann nicht nur das Wissen vertiefen, sondern auch die Professionalität des Pflegepersonals erhöhen.

Die Bedeutung von beruflicher Neugier
Neben den technischen Kenntnissen fördert die Fortbildung auch die berufliche Neugier, die in einem so komplexen Bereich wie der Neurologie unerlässlich ist. Diese Neugier bringt den Krankenpfleger dazu, Fragen zu stellen, nach Lösungen zu suchen, sich selbst in Frage zu stellen und schließlich eine bessere Pflege zu bieten.

Die Fortbildung in der Neurologie ist ein proaktiver Schritt, um auf dem neuesten Stand der Disziplin zu bleiben. Sie stellt sicher, dass die Pflegekraft sich nicht auf dem Erreichten ausruht, sondern ständig versucht, ihre Praxis zu verbessern, zum Nutzen ihrer Patienten und zur Förderung ihrer Karriere. Schließlich ist das Lernen in der dynamischen und sich ständig verändernden Welt der Neurologie wirklich eine Reise ohne Ende.

Integration neuer Technologien

Integration neuer Technologien in die Neurologie
Die Neurologie ist, wie viele andere Zweige der Medizin, durch das Aufkommen neuer Technologien einem ständigen Wandel unterworfen. Diese Innovationen, die von KI bis zu hochmodernen medizinischen Geräten reichen, haben die Patientenbetreuung, die Diagnose und die Behandlung neurologischer Erkrankungen erheblich verändert. Die Integration dieser Technologien ist nicht ohne Herausforderungen, aber sie ebnet den Weg für eine

präzisere, effizientere und manchmal weniger invasive Pflege.

Der Beginn der fortgeschrittenen Bildgebung
Die Neurologie war schon immer auf bildgebende Verfahren angewiesen, um das Gehirn und das Nervensystem sichtbar zu machen. Dank des technologischen Fortschritts bieten Techniken wie die funktionelle MRT, die Positronen-Emissions-Tomographie (PET) und die Magnetoenzephalographie heute detaillierte Einblicke in die Gehirnaktivität und ermöglichen so ein tieferes Verständnis der Pathologien.

Das Zeitalter der künstlichen Intelligenz (KI)
KI und Machine Learning haben ihren Platz in der Neurologie gefunden, insbesondere bei der Interpretation von Gehirnscans, der Vorhersage von Krankheitsverläufen und der Personalisierung von Behandlungen. Algorithmen können heute subtile Anomalien in Gehirnbildern erkennen, manchmal sogar bevor Symptome auftreten.

Telemedizin und Fernpflege
Die COVID-19-Pandemie hat den Einsatz von Telemedizin verstärkt. Für Patienten mit neurologischen Erkrankungen ermöglichte dies regelmäßige Konsultationen ohne den Stress und die Mühen des Reisens, insbesondere für diejenigen mit eingeschränkter Mobilität.

Angeschlossene medizinische Geräte
Geräte wie tragbare Elektroenzephalogramme, Wearables, die neurologische Parameter überwachen, oder programmierbare Medikamentenpumpen bieten eine Echtzeit-Überwachung der Patienten und ermöglichen es, die Behandlung an die spezifischen Bedürfnisse anzupassen.

Robotergestützte Chirurgie
Bei heiklen Verfahren wie der Gehirnchirurgie ermöglichen KI-gestützte Roboter eine beispiellose Präzision, minimieren Risiken und verbessern die postoperativen Ergebnisse.

Herausforderungen und ethische Erwägungen
Diese Technologien bieten neue Möglichkeiten, aber sie bringen auch neue Herausforderungen mit sich. Fragen des Datenschutzes, des gleichberechtigten Zugangs zur Gesundheitsversorgung und der angemessenen Ausbildung des Gesundheitspersonals sind von zentraler Bedeutung. Darüber hinaus kann eine übermäßige Abhängigkeit von der Technologie die Bedeutung der klinischen Untersuchung und der menschlichen Interaktion in den Hintergrund drängen.

Die Integration neuer Technologien in die Neurologie ist eine spannende Reise, die unglaubliche Möglichkeiten zur Verbesserung der Patientenversorgung bietet. Für das Pflegepersonal bedeutet dies, sich ständig weiterzubilden, sich anzupassen und neugierig zu sein. Aber mit diesen Werkzeugen in Reichweite war das Potenzial für eine erstklassige Pflege noch nie so groß.

Die Bedeutung der Forschung in der Neurologie für die Krankenschwester

Die Bedeutung der neurologischen Forschung für die Krankenpflege
Die Forschung in der Neurologie ist eine sich ständig entwickelnde Dynamik, die versucht, die Komplexität des Nervensystems zu entmystifizieren, die Mechanismen neurologischer Erkrankungen zu entschlüsseln und neue Behandlungsmethoden und Interventionen zu entwickeln.

Sie ist ein wesentlicher Pfeiler der klinischen Praxis und ein Schlüsselfaktor für die Verbesserung der Patientenversorgung.

Aufklärung der klinischen Praxis
Forschungsergebnisse liefern wissenschaftliche Evidenz, die die Krankenpflege anleitet. Sie bieten evidenzbasierte Antworten auf die Frage nach den besten Interventionen, neuen Therapien und sogar nach den besten Möglichkeiten, mit den Patienten zu kommunizieren. Durch die Beschäftigung mit der Forschung kann das Pflegepersonal seine Praxis verfeinern, um eine effektivere und patientenzentrierte Pflege zu bieten.

Entwicklungen voraussehen und sich an sie anpassen
Der Bereich der Neurologie entwickelt sich schnell weiter. Eine Pflegekraft, die mit den aktuellen Forschungsergebnissen vertraut ist, ist besser darauf vorbereitet, die zukünftigen Bedürfnisse ihrer Patienten zu antizipieren, sich an neue Protokolle anzupassen und neue Technologien oder Behandlungsmethoden zu integrieren.

Verbesserung der Qualität der Gesundheitsversorgung
Die Forschung liefert entscheidende Informationen über die Patientenergebnisse und ermöglicht es, bewährte Verfahren zu identifizieren, verbesserungsbedürftige Bereiche zu erkennen und Veränderungen zur Verbesserung der Qualität und Sicherheit der Gesundheitsversorgung zu initiieren.

Beitrag zum Beruf
Das Pflegepersonal ist nicht nur ein Konsument von Forschung, sondern kann auch ein wichtiger Akteur bei deren Durchführung sein. Durch die Teilnahme an Studien, die Erhebung von Daten oder sogar die Initiierung von Forschungsprojekten trägt die Pflegekraft zur Weiterentwicklung des Berufsstandes bei und bereichert so das Wissen über die Pflege in der Neurologie.

Eintreten für die Patienten

Ein umfassendes Verständnis der Forschung ermöglicht es dem Krankenpfleger, sich für die Bedürfnisse und Interessen der Patienten einzusetzen. Er kann über die am besten geeigneten Behandlungsmethoden beraten, Patienten über die verfügbaren Optionen aufklären und sogar die Politik und die Praktiken in medizinischen Einrichtungen beeinflussen.

Die Forschung in der Neurologie ist für den Krankenpfleger von unschätzbarem Wert. Sie stärkt seine Praxis, hilft ihm bei der optimalen Pflege und positioniert ihn als einen wichtigen Akteur bei der Verbesserung der neurologischen Pflege. Indem er sich der Forschung verschreibt und sich aktiv an der Suche nach Wissen beteiligt, folgt der Pfleger in der Neurologie nicht nur dem Fortschritt, sondern gestaltet ihn mit.

Kapitel 15

ERFAHRUNGSBERICHTE UND FALLSTUDIEN

Konkrete Fälle von Krankenpflegern in der Neurologie erlebt werden

1. Eine unerwartete Verbindung :
Sarah, eine junge Krankenschwester in der Neurologie, wurde Herrn Dupont zugeteilt, einem 60-jährigen Mann, bei dem kürzlich die Parkinson-Krankheit diagnostiziert wurde. Trotz des Zitterns und der Steifheit war es die emotionale Isolation von Herrn Dupont, die Sarah am meisten berührte. Eines Tages brachte sie eine alte Gitarre mit und ermutigte Herrn Dupont zu spielen, da sie sich daran erinnerte, dass er ihr von seiner Liebe zur Musik erzählt hatte. Die Musiksitzungen wurden zur Routine und halfen Herrn Dupont nicht nur, seine Feinmotorik zu verbessern, sondern auch eine vergessene Leidenschaft wiederzubeleben und seine depressiven Symptome zu reduzieren.

2. Die Bedeutung des Zuhörens :
Marc, ein erfahrener Krankenpfleger, pflegte Frau Lefevre, die an fortgeschrittener multipler Sklerose litt. Eines Morgens, als sie besonders abwesend wirkte, setzte sich Marc neben sie und hielt ihre Hand. Nach einem langen Schweigen erzählte Frau Lefevre von ihrer Angst, ihrer Familie zur Last zu fallen. Marc nahm sich die Zeit, um zuzuhören und zu beruhigen, und organisierte Familientherapiesitzungen, um diese Bedenken anzusprechen und so die Familienbande zu stärken.

3. Ein untrügliches Zeichen :
Elise war schon immer gut darin gewesen, kleine Details bei ihren Patienten zu beobachten. Eines Tages, als sie durch die Zimmer ging, bemerkte sie ein leichtes Absinken des Gesichts von Herrn Bernard, einem ansonsten gesunden Patienten. Sie erkannte dies als ein mögliches Anzeichen eines Schlaganfalls und alarmierte sofort das medizinische Team. Ihr schnelles Handeln führte zu einer

sofortigen Intervention, die den Hirnschaden minimierte und Herrn Bernard eine bessere Chance auf Genesung bot.

4. Die Entdeckung einer Berufung :
Julien, ursprünglich Krankenpfleger in der Kardiologie, wurde aufgrund von Personalmangel vorübergehend in die Neurologie versetzt. Während seines Aufenthalts war er tief beeindruckt von der Komplexität der Pflege und der intellektuellen Herausforderung, das Nervensystem zu verstehen. Insbesondere ein Patient mit Epilepsie inspirierte ihn durch seine Widerstandsfähigkeit. Bei einem unerwarteten Anfall befolgte Julien die Verfahren und beruhigte den Patienten während der gesamten Episode. Diese Erfahrung veranlasste ihn dazu, sich auf Neurologie zu spezialisieren, da er die Tiefe und den Reichtum dieses Fachgebiets erkannte.

Krankenpfleger in der Neurologie stehen jeden Tag vor Herausforderungen, die nicht nur klinisches Fachwissen, sondern auch tiefes Mitgefühl, aktives Zuhören und Anpassungsfähigkeit erfordern. Diese Fallbeispiele zeigen die Tiefe ihres Einflusses, indem sie durch einfache Gesten, aufmerksames Beobachten oder eine entscheidende Handlung einen Unterschied im Leben ihrer Patienten machen.

Lehren aus komplexen Situationen

Die Neurologieabteilung mit ihren Geheimnissen und Herausforderungen bietet viele Situationen, in denen die Fähigkeiten, die Belastbarkeit und das Einfühlungsvermögen der Pflegekräfte getestet werden. Diese Situationen sind zwar schwierig, bieten aber auch unschätzbare Lektionen für das Pflegepersonal. Hier sind einige Lektionen, die aus diesen komplexen Momenten gelernt wurden.

1. Jeder Patient ist einzigartig:
Als Caroline in der Neurologie zu arbeiten begann, lernte sie schnell, dass zwei Patienten mit der gleichen Krankheit sehr unterschiedlich reagieren können. Ein Parkinson-Patient kann optimistisch und kämpferisch sein, während ein anderer in Depressionen verfällt. Was lernen Sie daraus? Es ist wichtig, jeden Patienten als Individuum zu betrachten und die Pflege auf den Patienten abzustimmen.

2. Geduld ist wichtig :
Der Krankenpfleger Alexandre hatte Schwierigkeiten, mit einem Patienten zu kommunizieren, der nach einem Schlaganfall an Aphasie litt. Nach mehreren frustrierenden Versuchen, die Bedürfnisse des Patienten zu verstehen, erkannte Alexander, dass er sich verlangsamen, geduldig sein und nonverbale Methoden verwenden musste, um eine Verbindung herzustellen. Diese Erfahrung lehrte ihn, wie wichtig Geduld in der Neurologie ist, wo Kommunikationsdefizite weit verbreitet sind.

3. Die Bedeutung der Teamarbeit :
Sophie war mit einem Patienten mit Multipler Sklerose überfordert, dessen Symptome sich schnell verschlechterten. Sie merkte schnell, dass sie nicht alles alleine bewältigen konnte. Durch die enge Zusammenarbeit mit Neurologen, Physiotherapeuten und Sozialarbeitern war Sophie in der Lage, einen integrativen Pflegeplan für den Patienten zu erstellen. Was haben Sie daraus gelernt? Interdisziplinäre Zusammenarbeit ist entscheidend, um die komplexen Bedürfnisse von neurologischen Patienten zu erfüllen.

4. Flexibilität ist eine Stärke :
Als Eric mit einem Epilepsiepatienten konfrontiert wurde, dessen Anfälle nicht auf die üblichen Medikamente ansprachen, musste er schnell seine Vorgehensweise anpassen. In Zusammenarbeit mit dem medizinischen Team wurden andere Behandlungsmöglichkeiten erforscht

und das Medikamentenregime angepasst. Dies bestärkte Eric in dem Gedanken, dass Flexibilität und Anpassungsfähigkeit in der Neurologie von entscheidender Bedeutung sind.

5. Würde an erster Stelle :
Nadine erinnert sich an eine Patientin mit Alzheimer, die Schwierigkeiten hatte, einfache Aufgaben zu erledigen. Anstatt diese Aufgaben für sie zu erledigen, nahm sich Nadine die Zeit, die Patientin geduldig anzuleiten und so ihre Würde und Autonomie zu bewahren. Sie lernte, dass es selbst in den schwierigsten Zeiten wichtig ist, jeden Patienten mit Respekt und Würde zu behandeln.

Die Neurologie ist ein Bereich, in dem es viele Ungewissheiten gibt, und Krankenpfleger sind oft mit Situationen konfrontiert, in denen es keine klare Antwort gibt. Diese Herausforderungen bieten jedoch auch die Möglichkeit, als Gesundheitsfachkraft zu lernen und zu wachsen und die Fähigkeit zu stärken, selbst in den komplexesten Situationen eine außergewöhnliche Pflege zu leisten.

Anekdoten und inspirierende Momente

Die Welt der Neurologie ist nicht nur voller Geheimnisse und Herausforderungen, sondern auch voller rührender und inspirierender Momente. Diese Anekdoten, die oftmals im Herzen der neurologischen Abteilung erlebt wurden, erinnern daran, warum so viele Krankenschwestern und Krankenpfleger sich für diesen Bereich begeistern.

1. Jeannes Tanz :
Jeanne, eine 70-jährige Frau, litt seit mehreren Jahren an der Parkinson-Krankheit. Trotz ihrer Steifheit und ihres Zitterns sprach sie oft mit Nostalgie über ihre Leidenschaft

für das Tanzen. Eines Tages spielte eine ihrer Pflegerinnen, Lea, ein Lied aus ihrer Zeit und reichte ihr die Hand. Gemeinsam tanzten sie auf dem Flur des Krankenhauses. Jeanne zeigte mit ihren leuchtenden Augen, dass die Krankheit nicht immer die Freude rauben kann.

2. Samuels Lächeln :
Samuel, ein 25-jähriger junger Mann, erholte sich von einem schweren Autounfall. Er war zum Tetraplegiker geworden. Jeden Tag ermutigte ihn seine Krankenschwester Sarah mit Übungen und Gesprächen. Eines Morgens bewegte Samuel seinen Zeh. Diese kleine Bewegung, die Hoffnung und das Potenzial zur Genesung symbolisierte, wurde von der gesamten Station mit Tränen und Lachen gefeiert.

3. Das Notizbuch von Lucie :
Lucie, die an einem Gehirntumor erkrankt war, wusste, dass sie nach und nach ihr Gedächtnis verlieren würde. Anstatt sich der Traurigkeit hinzugeben, beschloss sie mit Hilfe ihrer Krankenschwester Claire, ein Notizbuch anzulegen. Jeden Tag notierten sie Erinnerungen, Geschichten und Fotos. Das Notizbuch wurde zu einem Schatz für Lucie und ihre Familie, der trotz der Krankheit wertvolle Momente bewahrt.

4. Die Rückkehr der Stimme :
Marc hatte nach einem Schlaganfall die Fähigkeit zu sprechen verloren. Er kommunizierte frustriert mit Gesten und Blicken. Seine Krankenschwester, Fatima, arbeitete unermüdlich mit ihm, verwendete Logopädieübungen und spielte sogar Aufnahmen seiner eigenen Stimme ab. Eines Tages flüsterte Marc ein einfaches "Danke". Dieses emotionale Wort war der Beginn seines Weges zur Genesung.

5. Unerwartete Freundschaft :
Zwei Patienten, Pierre und Ahmed, von denen einer an Alzheimer und der andere an Multipler Sklerose leidet, wurden Freunde im gemeinsamen Zimmer. Trotz ihrer kulturellen Unterschiede und der Sprachbarriere fanden sie Trost ineinander. Sie lachten, spielten Karten und unterstützten sich gegenseitig. Ihre Freundschaft erinnerte das gesamte Personal daran, dass Mitgefühl und Verständnis alle Barrieren überwinden.

Geschichten von großen und kleinen Siegen, von Momenten der Zärtlichkeit und der menschlichen Widerstandsfähigkeit säumen den Weg jedes Krankenpflegers in der Neurologie. Diese Anekdoten erinnern an die Bedeutung von Empathie, Ausdauer und Hoffnung in der medizinischen Welt und bestärken den Wunsch, Pflege mit Herz und Leidenschaft zu leisten.

Kapitel 16

SCHLUSSFOLGERUNG UND ZUKUNFTSAUSSICHTEN

Die Auswirkungen des technologischen Fortschritts und wissenschaftlichen Konferenz über Neurologie

Zu Beginn des 21. Jahrhunderts wurde die Neurologie Zeuge einer Reihe atemberaubender Durchbrüche, die alle durch den technologischen und wissenschaftlichen Fortschritt ermöglicht wurden. Diese Fortschritte haben nicht nur die Art und Weise verändert, wie wir das Gehirn verstehen, sondern auch die Behandlungs- und Betreuungsansätze für Patienten beeinflusst.

1. Neuroimaging :
Das Aufkommen fortschrittlicher bildgebender Verfahren wie der funktionellen Magnetresonanztomographie (fMRT) und der Positronenemissionstomographie (PET) hat unser Verständnis des Gehirns in Aktion revolutioniert. Diese Werkzeuge haben es den Ärzten ermöglicht, die Gehirnaktivität in Echtzeit zu "sehen", spezifische Bereiche des Gehirns zu identifizieren, die für verschiedene Funktionen verantwortlich sind, und Anomalien in sehr frühen Stadien der Krankheit zu erkennen.

2. Die Neuro-Modulation :
Geräte wie tiefe Hirnschrittmacher, die ursprünglich zur Behandlung der Parkinson-Krankheit entwickelt wurden, haben ein Potenzial für die Behandlung anderer neurologischer Erkrankungen wie Zwangsstörungen oder therapieresistente Depressionen gezeigt. Diese Eingriffe, die die elektrische Aktivität des Gehirns verändern, können die Lebensqualität der Patienten verbessern, wo Medikamente versagt haben.

3. Telemedizin :
Mit dem exponentiellen Wachstum der digitalen Technologie hat die Telemedizin es Neurologen ermöglicht, Patienten in entlegenen Gebieten zu erreichen und

Konsultationen, Nachsorge und sogar bestimmte Formen von Therapien aus der Ferne anzubieten. Dies ist besonders wertvoll für Patienten mit degenerativen Erkrankungen, die Schwierigkeiten haben, häufig zu reisen.

4. Genetik und personalisierte Medizin :
Die Möglichkeit, DNA zu erschwinglichen Kosten zu sequenzieren, hat den Weg für eine personalisiertere Behandlung in der Neurologie geebnet. Gezielte Gentherapien werden für Krankheiten wie Muskeldystrophie oder bestimmte Formen von genetischer Blindheit entwickelt.

5. Gehirn-Maschine-Schnittstellen (HMI) :
Diese noch in den Kinderschuhen steckenden Geräte versprechen, das Leben von gelähmten Patienten zu verändern. So kann ein querschnittsgelähmter Patient z.B. ein Exoskelett oder einen Computer mit seinen Gedanken steuern.

Die Überschneidung des technologischen Fortschritts mit der neurologischen Wissenschaft hat zu einer Ära des Optimismus und der Innovation geführt. Diese Fortschritte verbessern nicht nur die diagnostische und therapeutische Genauigkeit, sondern stärken auch die Hoffnung auf Heilung von Krankheiten, die früher als unheilbar galten. Für Krankenschwestern und -pfleger und alle Angehörigen der Gesundheitsberufe bedeutet dies eine ständige Weiterbildung, die Anpassung an neue Instrumente und Methoden, aber vor allem eine unvergleichliche Gelegenheit, das Leben der Patienten zu verbessern.

Zukünftige Vision der Rolle der Krankenschwester in der Neurologie

Die globale medizinische Landschaft befindet sich in einem beispiellosen Wandel, und der Bereich der Neurologie bildet hier keine Ausnahme. Mit dem Fortschritt der Technologie und der Erweiterung unseres Wissens über das Gehirn ändert sich auch die Rolle des Krankenpflegers in der Neurologie. Wir können eine Reihe von Trends voraussehen, die diese Rolle beeinflussen werden.

1. Bildung und Weiterbildung :
Im Informationszeitalter hört das Lernen nie auf. Das Pflegepersonal muss mit neuen Entdeckungen und Technologien Schritt halten, was eine ständige Weiterbildung und regelmäßige Aktualisierung über die neuesten Techniken, Medikamente und Interventionen erfordert.

2. Weitere Spezialisierung :
Wie in der Medizin selbst wird es auch im Pflegeberuf wahrscheinlich eine Zunahme der Subspezialisierung geben. Krankenpfleger, die auf bestimmte Bereiche der Neurologie spezialisiert sind, wie Bewegungsstörungen, degenerative Erkrankungen oder pädiatrische Erkrankungen, könnten zur Normalität werden.

3. Technologische Integration :
Das Pflegepersonal wird bei der Pflege zunehmend Technologien einsetzen, von der Fernüberwachung von Patienten bis hin zur Nutzung von Anwendungen und Geräten zur Verbesserung der Lebensqualität der Patienten. Diese Integration wird sowohl technische Kenntnisse als auch die Fähigkeit erfordern, sich an neue Werkzeuge anzupassen.

4. Interdisziplinäre Zusammenarbeit :
Der Krankenpfleger in der Neurologie wird zunehmend mit einem vielfältigen Team zusammenarbeiten: Neurologen, Therapeuten, Sozialarbeiter und sogar biomedizinische Ingenieure. Diese interdisziplinäre Zusammenarbeit wird für eine umfassende Patientenversorgung von entscheidender Bedeutung sein.

5. Erweiterte Rolle in der Forschung :
Das Pflegepersonal hat die Möglichkeit und in einigen Fällen auch die Verantwortung, sich aktiv an der klinischen Forschung zu beteiligen. Ihre direkte und kontinuierliche Interaktion mit den Patienten macht sie zu bevorzugten Beobachtern der Auswirkungen von Behandlungen und der unerfüllten Bedürfnisse in der Pflege.

6. Ganzheitliche und präventive Pflege :
Mit einem besseren Verständnis der sozialen, umweltbedingten und genetischen Faktoren, die neurologische Erkrankungen beeinflussen, wird das Pflegepersonal eine größere Rolle bei der Prävention von Krankheiten und der Förderung der Gesundheit spielen, indem es einen ganzheitlichen Ansatz verfolgt, der die gesamte Person berücksichtigt.

Die Neurologie ist, wie alle Bereiche der Medizin, einem ständigen Wandel unterworfen. Das Pflegepersonal als zentrale Säule des Pflegesystems muss sich entsprechend anpassen und weiterentwickeln. Obwohl die Herausforderungen zahlreich sind, verspricht die Zukunft auch große Chancen für das Pflegepersonal, seine Wirkung zu verstärken, seine Kompetenzen zu erweitern und eine Schlüsselrolle bei der Verbesserung der Lebensqualität von neurologischen Patienten zu spielen.

Ermutigung der neuen Generation

Die Neurologie, eines der faszinierendsten und sich ständig weiterentwickelnden Gebiete der Medizin, verspricht große Chancen für die nächste Generation von Krankenschwestern und Krankenpflegern. Doch wie bei jedem anspruchsvollen Beruf ist es auch in der Neurologie von entscheidender Bedeutung, die angehenden Krankenpfleger zu ermutigen, zu inspirieren und zu unterstützen, damit sie ihr volles Potenzial ausschöpfen können.

1. Leidenschaft und Neugier aufwerten :
Jeder zukünftige Krankenpfleger in der Neurologie trägt ein Feuer in sich, eine Leidenschaft, die komplexe Funktionsweise des Nervensystems zu verstehen. Diese Leidenschaft, gepaart mit einer unstillbaren Neugier, ist der Grundstein für den Erfolg in diesem Bereich. Wir sollten sie ermutigen, Fragen zu stellen, sich weiterzubilden und nie aufzuhören zu lernen.

2. Hervorhebung der Erfolge :
Die inspirierenden Geschichten von Krankenpflegern, die einen Unterschied im Leben ihrer Patienten gemacht haben, die an bahnbrechenden Entdeckungen beteiligt waren oder die einfach persönliche Herausforderungen überwunden haben, können als Vorbilder für junge Menschen dienen. Diese Geschichten zeigen, dass trotz aller Hindernisse eine positive Wirkung in Reichweite ist.

3. Bereitstellung eines soliden Mentorings :
Der Wert eines Mentors in der beruflichen Laufbahn eines Krankenpflegers darf nicht unterschätzt werden. Mentoren können Ratschläge geben, ihre Erfahrungen teilen und junge Krankenpfleger durch die komplexen Zusammenhänge der Neurologie führen.

4. Die Technologie umarmen :
Die heutige Generation ist in eine digitale Welt
hineingeboren worden. Durch die Integration innovativer
Technologien in Ausbildung und Praxis kann nicht nur die
Pflege verbessert werden, sondern auch das Interesse
junger Krankenschwestern und Krankenpfleger geweckt
und gehalten werden.

5. Bereitstellung von Möglichkeiten zur beruflichen
Entwicklung :
Workshops, Seminare, Stipendien und Praktika können
angehenden Krankenpflegern die Werkzeuge und
Fähigkeiten vermitteln, die sie benötigen, um sich
auszuzeichnen. Solche Gelegenheiten können ihnen auch
einen Einblick in die verschiedenen möglichen
Spezialisierungen in der Neurologie geben.

6. Stärkung des Zugehörigkeitsgefühls :
Schaffen Sie eine Umgebung, in der sich jeder Einzelne
wertgeschätzt, unterstützt und gehört fühlt. Wir fördern die
gegenseitige Unterstützung, die Zusammenarbeit und den
Erfahrungsaustausch innerhalb der Gemeinschaft der
Krankenschwestern und Krankenpfleger.

Die neue Generation von Krankenpflegern in der
Neurologie hat das Potenzial, die Grenzen dessen, was wir
wissen und was wir in der Pflege erreichen können, zu
erweitern. Als Angehörige der Gesundheitsberufe,
Ausbilder und Mentoren ist es unsere Aufgabe, diese
jungen, klugen Köpfe zu ermutigen, zu unterstützen und zu
inspirieren. Die Neurologie von morgen hängt von den
Samen ab, die wir heute pflanzen.

Glossar medizinischer Begriffe

Dieses Glossar ist nicht erschöpfend und dient lediglich der Veranschaulichung. Für eine vollständige Abdeckung sind weitere Recherchen und die Zusammenarbeit mit medizinischen Experten erforderlich.

1. Aphasie: Eine Störung, die die Fähigkeit zu sprechen oder Sprache zu verstehen beeinträchtigt, oft als Folge einer Hirnverletzung.

2. Atrophie: Eine Verringerung der Größe oder des Volumens eines Körperteils, hier oft verwendet, um eine Verringerung der Größe des Gehirns oder seiner Teile zu beschreiben.

3. Axon: Verlängerung der Neuronen, die zur Leitung der Nervenimpulse dient.

4. Demenz: Allmähliche Abnahme der kognitiven Fähigkeiten, die das tägliche Leben beeinträchtigt.

5. Dysarthrie: Schwierigkeiten bei der Artikulation von Wörtern aufgrund von Muskelschwäche.

6. EEG (Elektroenzephalogramm) : Test, der die elektrische Aktivität des Gehirns misst.

7. Enzephalopathie: Allgemeiner Begriff für eine Krankheit, die die Funktion oder Struktur des Gehirns beeinträchtigt.

8. Hemiparese: Schwäche oder Lähmung einer Seite des Körpers.

9. MRI (Magnetic Resonance Imaging) : Bildgebungsverfahren, das zur Darstellung des Körperinneren, insbesondere des Gehirns, verwendet wird.

10. Meningen: Membranen, die das Gehirn und das Rückenmark umhüllen.

11. Neuron: Nervenzelle, die auf die Übertragung von Informationen spezialisiert ist.

12. Neurotransmitter: Eine chemische Substanz, die die Übertragung von Nervenimpulsen zwischen den Neuronen ermöglicht.

13. Parese: Verminderte Muskelbeweglichkeit, die von Schwäche bis zur Lähmung reicht.

14. Synapse: Verbindungszone zwischen zwei Neuronen, in der Nervenimpulse übertragen werden.

15. CT (Computertomographie): Ein bildgebendes Verfahren, das Röntgenstrahlen verwendet, um detaillierte Bilder des Körpers zu erhalten.

16. Tremor: Unwillkürliche und rhythmische Bewegung eines Körperteils.

17. Ventrikel: Hohlräume im Gehirn, die die Gehirnflüssigkeit enthalten.

18. Myelin: Eine Hülle, die bestimmte Axone umgibt und die Übertragung von Nervenimpulsen erleichtert.

19. Plaque: Eine abnormale Ansammlung von Proteinen im Gehirn, die häufig mit der Alzheimer-Krankheit in Verbindung gebracht wird.

20. Sklerose: Verhärtung oder Vernarbung von Gewebe, wie bei Multipler Sklerose, bei der das Myelin des zentralen Nervensystems angegriffen wird.

Dieses Glossar kann durch Hinzufügung weiterer wichtiger Begriffe, die spezifisch für die Neurologie oder die neurologische Pflegepraxis sind, erweitert werden. Eine Zusammenarbeit mit Fachleuten auf diesem Gebiet wäre wichtig, um Genauigkeit und Vollständigkeit zu gewährleisten.

Zusätzliche Ressourcen und Lektüre

Die Fortsetzung der Ausbildung und des Selbststudiums ist für den Krankenpfleger in der Neurologie unerlässlich, um mit den neuesten Praktiken, Entdeckungen und Technologien Schritt zu halten. Hier ist eine Liste von Ressourcen und empfohlener Lektüre, die als Ausgangspunkt für die Erweiterung des Wissens dienen kann:

Referenzbücher :

Neurologie für Krankenschwestern und Krankenpfleger von Jane Williams - Eine umfassende Erforschung neurologischer Erkrankungen, die auf die Praxis der Krankenpflege zugeschnitten ist.

Die Grundlagen der Neurowissenschaften von Mark F. Bear, Barry W. Connors, Michael A. Paradiso - Eine gründliche Einführung in die grundlegenden Neurowissenschaften.

Fachzeitschriften :

The Journal of Neuroscience Nursing - Veröffentlicht Artikel über aktuelle Forschung, evidenzbasierte Praktiken und spezielle Fälle im Zusammenhang mit der neurologischen Pflege.

Neurology Clinical Practice - Bietet Artikel über die klinische Praxis in der Neurologie, einschließlich der Krankenpflege.

Webseiten :

World Federation of Neuroscience Nurses (WFNN) - Eine Organisation, die neurowissenschaftliches Pflegepersonal auf der ganzen Welt unterstützt.

American Association of Neuroscience Nurses (AANN) - Bietet Ressourcen,

Schulungen und Informationen über die neuesten Forschungsergebnisse.

Webinare und Online-Kurse :

Neurology Nursing Certification Review - Ein Kurs, der Krankenpflegern dabei helfen soll, sich auf die Zertifizierung in Neurologie vorzubereiten.

Coursera & edX - Diese Plattformen bieten Kurse zu einer Vielzahl von Themen an, darunter Neurologie und Krankenpflege.

Konferenzen und Seminare :

Jahrestreffen der European Association of Neuroscience Nurses (EANN) - Eine Gelegenheit zum Lernen, Vernetzen und Entdecken der neuesten Trends in der Neurologie.

International Conference on Alzheimer's & Parkinson's Diseases - Eine wichtige Konferenz für alle, die sich mit degenerativen Erkrankungen befassen.

Andere :

Handbuch der neurologischen Protokolle für Krankenpfleger - Ein praktischer Leitfaden für die tägliche Pflege von neurologischen Patienten.

Podcasts über Neurologie - Eine moderne Methode, um unterwegs zu lernen. Es gibt mehrere Podcasts, die sich mit der Neurologie, ihren Entdeckungen und der klinischen Praxis befassen.

Hier ist eine Liste von Ressourcen und empfohlener Lektüre für Krankenpfleger in der Neurologie im französischsprachigen Raum:

Referenzbücher :
> *Neurologie* von Paul Macé - Eine umfassende Erforschung neurologischer Erkrankungen, die für *Angehörige der* Gesundheitsberufe geeignet ist.
>
> *Grundlagen der Neurowissenschaften* von Bernard Bioulac und Michel Pêlegrini-Issac - Eine detaillierte Einführung in die Neurowissenschaften.
>
> *Die Praxis der Krankenschwester in der Neurologie* - Ein Leitfaden, der speziell der Praxis der Krankenschwester in der Neurologie gewidmet ist.

Fachzeitschriften :
> *Revue Neurologique* - Eine klinische und wissenschaftliche Zeitschrift, die den Neurowissenschaften gewidmet ist.
>
> *Der Neurologe* - Ein Newsletter, der sich auf Nachrichten und Fortschritte auf dem Gebiet der Neurologie konzentriert.

Webseiten :
> *Deutsche Gesellschaft für Neurologie (DGN)* - Bietet Ressourcen, Nachrichten, Schulungen und Informationen über die neueste Forschung in der Neurologie.
>
> *Die Vereinigung der liberalen Neurologen der französischen Sprache (* *Association des* Neurologues *Libéraux de Langue Française, ANLLF)* - Ressourcen und Nachrichten für Neurologen und verwandte Berufe.

Webinare und Online-Schulungen :
> *Worldwide Francophone Digital University* - Diese Plattform bietet Ausbildungsmodule für

Angehörige der Gesundheitsberufe, einschließlich der Neurologie.

- *Online-Kurse für Krankenpflege* - Viele französischsprachige Institutionen bieten MOOCs und andere Fernkurse für Krankenpflegepersonal an.

Konferenzen und Seminare :

- *Kongress der Französischen Gesellschaft für Neurologie* - Eine jährliche Veranstaltung, die viele Fachleute auf diesem Gebiet zusammenbringt.

- *Journées de Neurologie de Langue Française* - Konferenzen, Workshops und Präsentationen über die neuesten Entdeckungen und Praktiken in der Neurologie.

Andere :

- *Protokollhandbücher und praktische Leitfäden* für die Pflege in der Neurologie - Einige Gesundheitsverlage veröffentlichen regelmäßig praktische Bücher für Krankenpfleger.

- *Podcasts* über Neurologie in deutscher Sprache - Immer mehr Plattformen bieten Audioinhalte zu medizinischen Themen an, um unterwegs zu lernen.

Es ist auch empfehlenswert, Berufsverbänden beizutreten, da diese oft Ressourcen, Schulungen und Networking-Möglichkeiten für Berufstätige anbieten. Die enge Zusammenarbeit mit Mentoren und erfahrenen Kollegen ist eine hervorragende Möglichkeit, zu lernen und beruflich zu wachsen.